JN126928

患者は今、あなたを見ている

なぜ、認知度、患者体験(PX)、デジタルマーケティングが医療機関の発展のカギを握っているのか?

飯塚 重善【訳】

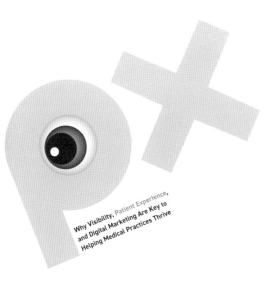

Why Visibility, Patient Experience, and Digital Marketing Are Key to Helping Medical Practices Thrive

KU 神奈川大学出版会

The Patient Will See You Now

Why Visibility, Patient Experience, and Digital Marketing Are Key to Helping Medical Practices Thrive

Crawford Ifland

MESSENGER

The Japanese edition is translated and published by Kanagawa University in 2021 under

translation agreement with Crawford Ifland.

Printed in Japan

序　文

　私たちの社会が日常的に生産・消費する情報量は驚異的です。2011 年には、米国人は 1986 年の 5 倍の情報量を摂取しており、これは 1 日の新聞 175 紙に相当します。余暇時間（仕事をしている時間を除いた時間）には、1 人で、1 日平均 34 ギガバイト（または 10 万語）の情報を処理しています。2012 年 1 月だけでも 5 エクサバイト（5×10^{18} バイト）の新しい情報が生成されました。これは米国議会図書館全体の単語数の 5 万倍以上になります。

　私たちは、人間が作った 300 エクサバイトもの情報（つまり、300,000,000,000,000,000,000 個）で、1 つの世界を作ってきており、この情報は日々刻々と増え続けています。もしこれらの情報を 3 × 5 のインデックスカードに書いたとしたら、たった 1 人の人間でこの情報を共有するだけで、マサチューセッツ州とコネチカット州のすべてをカバーすることになります。

　私たちが情報の海に溺れているのは明らかです。しかし、このような騒々しい世界で医療実践者として注目を浴びたいと思ったら、どこに目を向ければいいのでしょうか。どうすれば成功できるのでしょうか。

　医療機関が成功するかどうかは、それらがどれだけ**目に見えている**か、つまり患者にどれだけ見られ、認知されているかにかかっていることが多くなっています。ケアの質は依然として、そして今後も重要ですが、患者がある医療機関で**経験**したことが、その医療機関の将来の業績を左右することが多くなってきています。「これから、医者が診てくれる」という表現を、誰もが聞いたことがあるでしょう。しかし、無限の情報があふれ、患者の選択肢が増え、変化し続けるこの世界では、より適切なフレーズは「患者が今、あなたのことを見てくれる」かもしれません。

　医療機関の認知度と、ブランドのあらゆる側面で提供する経験は、あなたの業績を左右する大きな要因となります。この情報の海の中であなたの医療機関を成功させたいのであれば、他にはないユニークで魅力的なストーリー

を伝え、潜在的な患者にアピールしなければなりません。

　そして、この情報化時代においては、すべてはデジタルマーケティングから始まるのです。

Messenger 社の概要

　あなたが手にしているこの本は、医療業界のマーケティングに長年携わってきた経験から生まれたものです。私が経営するクリエイティブエージェンシーであり、本書の出版社でもある Messenger 社は、カスタム医療ウェブサイトのデザイン、検索エンジン最適化（SEO）、練習用プロモーションビデオなどを専門とする経験豊富なマーケティングエージェンシーです。

　患者体験（PX）は、私たちが行うすべてのことの中心にあります。私たちは、医師がオンラインで、そして診療を通じて患者体験を向上させるためのお手伝いをするために存在しています。私たちは、長年にわたって、米国を代表する医師や医療技術企業と協力して、ウェブデザイン、プロモーションビデオ、マーケティング資料などを通じて、医師のブランドを磨き、彼らの医療機関を成長させるお手伝いをしてきました。これまでに、白内障・屈折矯正クリニック、医療機器会社、美容クリニック、バイオテクノロジー企業などが、自分たちと患者の間のギャップを埋めることでビジネスを成長させるためのお手伝いをしてきました。

　私たちは、医療用ウェブサイトのデザイン、検索エンジンの最適化、インターネットマーケティングと有料広告、ソーシャルメディアマーケティングとマネジメント、ウェブ分析、ビデオ／オーディオ制作などをスマートに組み合わせて活用しています。私たちは、デジタルマーケティングにとっての、一点もののソリューションやクッキーカッターのようなアプローチを信じていません。すべての医療機関は、それぞれに固有のもので、それらのオンラインマーケティングはそれを反映する必要があります。結局のところ、私たちは、医師とその患者を支援し、サービスを提供するために存在しているのであって、その逆ではありません。

　この本を通して、私たちが学んだことの一部を共有することで、あなたが

これらのテクニックを適用し、あなたの医療機関のマーケティングを改善できるようにしたいと考えています。

本書の使い方

　本書は、デジタルマーケティングに関して、次の3つのPartに分けて書かれています。

　Ⅰ．ウェブサイト：患者体験の重要な部分
　Ⅱ．検索エンジンの最適化による認知度の向上
　Ⅲ．インターネット上のあらゆる場所で患者を巻き込む

　各Partの章では、ウェブサイトデザイン、ビデオリソース、医師のためのSEOのベストプラクティス、ソーシャルメディアなどを含むさまざまなトピックを探求します。この本の各トピックの根底にあるのは、患者に素晴らしい体験を提供するという共通のテーマです。あなたの医療機関でのよい経験は、患者があなたのことを覚えていて、あなたのことを褒めてくれる大きな理由になります。
　各章には、実践マーケティングを最大限に活用するための推奨事項やリソースが含まれています。これらの推奨事項は、私たちの典型的なクライアントが遭遇する一般的な問題から編集されていますが、医療機関はそれぞれに異なっており、そのニーズも違ってくる可能性があります。私たちはクッキーカッターのようなソリューションを信じていませんが、各章で提案するツールやヒントは、患者が求めているものを見つけるのを助け、医師がよりよいオンライン体験を提供するためのよりよい判断を下すのに役立つことが、すでに試みられ、証明されています。
　中身に入っていく前に注意しておきたいことがあります。本書では、オーガニックマーケティング[1]に関連したトピック、つまり、広告予算を必要と

---

[1] 形式を問わず、ウェブ上での広告活動やマーケティング活動を指す。メール、ソーシャルメディアの投稿、検索エンジンに表示される有料広告などで配信される全プロモーションを含んだ用語。

しないトピックのみを紹介しています。検索エンジンマーケティングと検索
やソーシャルプラットフォーム上の有料広告は、まったく別の主題で、私た
ちが別の本を書くことができた主題です。有料広告は、あらゆる実践マーケ
ティングプランにおける非常に重要なコンポーネントですが、私たちはここ
ではそれを扱うことはありません。この本では、私たちは、あなたが有料広
告を必要とせず、より多くの患者を惹きつけるために使用できる戦略と戦術
にのみ焦点を当てます。

付　属　資　料

　本書の付属資料として、あなたが学んだことを医療機関に応用できるよう
に、90日間のデジタルマーケティング・アクションプランを作成しました。
このアクションプランを自分で実行してもいいし、あなたの医療機関のウェ
ブサイトやマーケティング責任者に渡してもいいでしょう。誰が作業を行う
かに関わらず、ウェブサイトとデジタルマーケティング、そして最終的には
PX を次のレベルにもっていくための探求にお役に立てることを願っていま
す。

訳 者 序 文

　医療の質は今までも、そしてこれからも極めて重要です。加えて今後注視すべきは、患者が医療機関で経験したことが、その医療機関の将来的な業績を左右することが多くなってきていることです。すなわち、患者体験（patient experience：PX）が医療機関の成否のカギとなる可能性がある、ということです。PX は、患者中心の医療を実現するために英国で生まれた考え方で、「患者が医療サービスを受ける中で経験するすべての事象」と定義され、患者がいつ、どこで、どのような経験をしていたのかを把握し、1 人ひとりの患者に最適な医療サービスを提供することを目的とするものです。"PX 向上施策を実施することで、患者が家族や友人に病院を勧めてくれる割合が増え、結果として病院の収益が増える " ともいわれており、PX は病院経営者にとっても看過できない重要指標だといえます。

　PX は、本書の視点である「患者が医療機関を選ぶ段階」からすでに始まっています。すなわち、インターネット上の膨大な量の情報とそれに伴って増えた患者の選択の中で、医療機関が患者にどのように見えているか、そして患者にどう受け止められるかは、紛れもなく PX の一部です。インターネットによる情報入手が主となった現在では、すべてデジタルマーケティングから始まります。この情報の海の中であなたの医療機関を成功へと導きたいのであれば、潜在的な患者に対して、魅力的なストーリーを伝えなければなりません。一方で、PX とは医療従事者の「意識」の問題とも考えられます。限られた時間の中で、医療機関・医師が患者のニーズに耳を傾ける意識や姿勢をもつことが PX を高め、患者のロイヤリティーやよいクチコミを生み、結果として病院経営向上につながるといえます。

　本書は、「患者が病院を選ぶ段階」での PX 向上を手助けするためのもので、「優れた患者体験を作る方法」「ウェブサイトが最も重要なツールである理由」「より多くの患者を惹きつけるために SEO の力を活用する方法」「患者レビューを活用する方法」などが記されています。

　日本の医療界における PX の認知度はまだあまり高くないと言わざるを得

ません。しかしながら、今後の日本の医療においても、患者の経験価値や
QOLが重視され、それらを実現するために患者視点の医療サービス（PX)
が求められると考えられます。本書が、日本の医療界におけるPX向上、病
院経営向上の一助となれば幸いです。

　なお、本書の出版は神奈川大学出版会の助成によるものです。

目　次

Part **I**

ウェブサイト：
患者体験の重要な部分

1　ウェブサイトは、医療機関の生命線

何がよい医師のウェブサイトになるのか？

　最近では、ホームページをもっていない医者を探すのに苦労するほどです。しかし、さらに調べてみると、医療界の多くはウェブサイトやオンライン上の評判をあまり気にしていないのではないかと疑うかもしれません。そうしたウェブサイトは応答性がない、ページが古い、うまくナビゲートしてくれないなど、問題は延々と続きます。

　今では、これまで以上に患者はインターネットを利用して次の医療機関を探したり、レビューを読んで潜在的な選択肢を調べたり、他の活動のホスト全体を利用したりしています。実際には、10人の患者のうち9人は、電話をするか、行く前に、オンラインで医師の検索を始めます。

　よいウェブサイトは、新規患者を惹きつけ、成長を促進するマーケティングプランに不可欠な要素であることを知っていると誰もが主張しますが、あなたの医療機関の成長を実現したいのなら、まず、あなたのウェブサイトを、できる限り最も有用なリソースにしうる重要な要素を知っておく必要があります。

　本当に優れた医師のウェブサイトは、医師が患者の獲得と維持のために使用しなければならない全体的な戦略の中の1つのツールにすぎません。レスポンシブウェブデザインやSEOのようなベストプラクティスを利用することで、あなたのウェブサイトを次のレベルに引き上げ、新規患者を惹きつけ、あなたの医療機関を成長させることができます。成功している医師のウェブサイトの属性を見てみましょう。

優れたウェブサイトはあなたのメッセージを定義するのに役立つ

　サービスのオンラインマーケティングを考える際には、一貫性、特にメッセージングについて考えることが重要です。多くの患者は、手術やその他の医療処置の選択肢を調べる際、ウェブサイトを見ます。このプロセスには、

時間がかかり、普通の人にとっては手のつけようもないものです。採用しているそれぞれのデジタルマーケティングチャネル（特にウェブサイト）で、あなたの医療機関の専門知識やサービスを、明確に一貫して伝えることができれば、患者の意思決定プロセスを支援し、患者の手続きをより簡便にすることができます。

　戦略的なコンテンツマーケティングとデザインを用いることで、ウェブサイトは、あなたがもっている知識と専門知識を示しながら、医療機関が何を最も得意としているのか、なぜ患者が医療ニーズのためにあなたを選ぶべきなのかを強調することができます。一方で、メッセージング、製品の提供、専門知識に矛盾があると、患者はすぐに怖がってしまい、ビジネスにコストがかかり、評判を悪くしてしまうことさえあります。

優れたウェブサイトは、より多くの患者を惹きつけるはず

　医療分野は、多くの患者にとって、よく知らない分野であり、威圧感を与えるものであることが多く、ウェブサイトは、ほとんどの患者にとって最初に訪れる場所となるでしょう。強力で情報量の多いウェブサイトは、基本的に医療機関の名刺になります。所有する知識と専門知識の幅広さを簡潔に示すことができるためです。患者にとって有用なウェブサイトは、患者が自分の状態や選択肢を理解するのに役立つはずです。

　クチコミでの紹介を除くと、ウェブサイトは、新規患者を惹きつける最も強力な方法の１つです。患者の多くは、今や、潜在的な医師に関する広範なインターネット調査を行うことに慣れています。調査によると、人々がブランドに親しみをもち、信頼し始めるまでには、平均して７つの「タッチポイント」が必要であることがわかっています。そのためには、繰り返し公開することが重要です。

　優れたウェブデザインは、その医療機関が患者に最高の体験を提供することに真剣に取り組んでいることを、将来の患者に知らせるサインとなります。実際、ウェブサイトがモバイル対応でなかったり、レイアウトがうまくできていなかったりすると、大多数の訪問者は、それを、会社が気にしていないことの表れだと受け止めてしまいます。

　優れたウェブサイトは名刺であるだけでなく、医療機関がどれだけ新技術を採用し、適応できているかを示しています。微妙ではありますが、これはその医療機関が患者を理解するために時間をかけ、患者があらゆるレベルでケアされていることを確認していることを患者に示しています。結局のところ、もし、ある医療機関がウェブサイトやデジタルマーケティングを通じて公共イメージに投資していないのであれば、その医療機関が患者ケアや診療の他の非公開の側面に必要な技術に適切に投資していることを、患者はどのようにして確信できるのでしょうか。

優れたウェブサイトは、劇的に SEO を支援することができる

　SEO は、時代を超えて普及してきており、今でもあらゆる分野のビジネスに君臨しています。患者が新しい医師を見つけるための重要な方法の1つは、検索エンジンを利用することです。Pew Research が実施した 2013 年の調査によると、健康や医療情報を最後に探したときのことを考えるように求められたとき、オンラインで健康情報を探している人の 77% は、Google、Bing、Yahoo などの検索エンジンで検索を開始したと答えています。そしてこの数は、近年増加しています。

　これは、インターネットマーケティングを成功させるために SEO がいかに重要であるかを示しています。あなたの医療機関のウェブサイトをリデザイン（そして定期的に更新）することで、ウェブサイトに多大な時間と注意を払って投資したことを Google に知らせることができ、ロボットがあなたのサイトをより頻繁にインデックスするように導くことができます。

　正しく行えば、あなたのウェブサイトは検索エンジンのランキングで上位に表示されるはずです。ウェブサイトを完全にリデザインするか、調整レベルにするかに関わらず、SEO のベストプラクティスに従って、各ページが Google や他の検索エンジンに最適化されていることを確認することは、あなたのビジネスにとって大きな利益となるでしょう。このトピックについては、SEO についてのセクション（Part II）で詳しく説明しますが、現時点では、優れた SEO 戦略は、成功するための、包括的な実践マーケティングプランの主要な柱の1つであることを知っておいてください。

優れたウェブサイトは、医療機関に個性を与えることができる

　新規の患者も既存の患者も、自分たちの医療提供者に明確な「個性」があって、心地よい場所であると感じたいと思っています。私たちは、古くて時代遅れであったり、現在の診療内容や専門知識が正確に反映されていなかったりする医療機関のウェブサイトを数多く目にしてきました。ウェブサイトを更新して、何をしているのかだけでなく、なぜそれをしているのかを伝えることは、患者の信頼を育むうえで非常に有益なことです。

　患者が医療機関やその背後にいる人々を知り、あなたと直接交流できるような安全な空間を作ることは、新規患者を惹きつけ、以前からの患者を維持するための優れた戦略です。堅実で効果的なウェブデザインを通してあなたの医療機関に個性を与えることは、患者が群衆の中の別の顔のように感じるのではなく、彼らにふさわしいケアと注意を受けることができることを示しています。

　よいウェブサイトはまた、競合相手からあなたの医療機関を区別することにつながります。おそらく、医療系の市場は情報で満ちあふれています。よいウェブサイトをもつことは、オンラインでの評判に細心の注意を払っていない競合他者との競争上の優位性を与えてくれます。これは、デザイン性の高いウェブサイトをもつだけでなく、患者が自分の地域の医師を検索したときに、彼らはあなたを見つけてくれるように、あなたが検索エンジンの結果のトップに表示されるようにしてくれることを意味します。

優れたウェブサイトは、あなたのスタッフをより効率的にすることができる

　正しく行われれば、新しいウェブサイトは、内部の効率を形成・改善するための素晴らしいツールでもあります。よくある質問（FAQ）、予約リクエスト、クリック・ツー・コール機能、ライブチャット、ダウンロード可能な患者フォームなどのツールやページは、患者と医療スタッフの貴重な時間を節約するのに役立ちます。

　時間の節約になるだけでなく、患者やスタッフの幸せにもつながります。このようなツールがあれば、患者は、オフィスに電話することなく、情報に

素早くアクセスし、事前にフォームに記入したり、サイトから直接質問を送信したりすることができます。これにより、スタッフは毎日何十回も患者の同じ質問に答えるのではなく、ビジネス上の問題に対処するためにより多くの時間を費やすことができます。

優れたウェブサイトは、わかりやすいブランドを約束してくれる

　情報が満ちあふれた市場で目立ちたいのであれば、すべてのプラットフォームにわたって、明確で一貫性があり、まとまりのあるブランドをもつ必要があります。理想的には、ウェブサイトは、ブランドのすべての要素（物理的な存在感、ソーシャルメディア、有料広告、コンテンツマーケティング）を1つの屋根の下に集め、首尾一貫したストーリーを伝えるのに役立ちます。患者は明確で信頼できるストーリーに共感するので、あなたのウェブサイトを、ストーリーを伝えるプラットフォームとして活用することは、患者の心の中でのあなたのブランドを高めてくれるでしょう。

優れたウェブサイトには柔軟性がある

　テクノロジーは常に変化しており、ウェブサイトも例外ではありません。優れた医療機関のウェブサイトは、最新の技術的進歩に対応した関連性の高い最新の状態を維持する必要があり、十分にメンテナンスされていないウェブサイトをもつ医療機関よりも優位性をもたらしてくれます。

　さまざまなデバイスで動作し、操作が簡単で、患者のニーズに柔軟に対応できるウェブサイトをもつことは、患者の信頼を勝ち取るために着実な道のりを歩むことになります。このトピックについては、レスポンシブウェブデザインのセクション（第2章）で詳しく説明しますが、今のところは、もしあなたのウェブサイトがモバイルデバイスでの見栄えがよくないのであれば、多くの潜在的な患者からの信頼を失うことになる、ということだけ知っておいてください。

優れたウェブサイトには、貴重なコンテンツ、その多くが含まれている

　「Content is King.（コンテンツは王様だ!!）」という言葉を聞いたことがあ

るでしょう。その言葉が真実であることには、まったくもって正当な理由があります。特に医療分野では、患者が専門用語や未知の知識、手術の見通しに直面するので、情報は多ければ多いほどよいのです。

　患者が安心して治療を受けられるように、コンテンツや情報が満載のウェブサイトをもつことは必須です。教育的なブログ記事やビデオリソースは、外科手術を含む選択肢に関して患者を教育するのに最適な方法です。このトピックについては、コンテンツマーケティングのセクション（第6章）で詳しく説明しますが、すべての医師のウェブサイトには、患者が医療機関を見つけ出し、医療機関に関わり合うようにするために、価値あるコンテンツがたくさんあるべきです。

優れたウェブサイトは会話を促進する

　患者がより詳しい情報を得るためにコンタクトできないのであれば、ウェブサイトは何の意味があるのでしょうか。**患者が予約や詳細情報のリクエストをせずにウェブサイトを放棄してしまう最大の理由の1つは、連絡先情報の見つけにくさです。**あなたの成長に役立つ医療機関のウェブサイトは、患者がその医療機関に連絡して詳細情報や予約を取る機会を何度も提供してくれます。ウェブサイトのすべてのページに明確で見つけやすい連絡先情報を掲載することがカギとなるのです。

医師がウェブサイトで犯すよくある間違い

　医学部でウェブサイトのデザインを学んだとは思えないし、自分でやろうとしているなら、頭を悩ませている可能性が高い。チームの誰かが、ウェブサイトとオンラインマーケティングを管理している場合でも、彼らはおそらく、他のプロジェクトも抱えている可能性が高いので、あなたのウェブサイトのことは後回しになる可能性があります。

　自分のウェブサイトがうまく機能していないのではないかと心配しているのなら、ここに、医療機関のウェブデザインの助けが必要かもしれないいくつかの兆候があります。

ウェブサイトがモバイル対応ではない

　迅速な検索を行うためにモバイルデバイスを利用する将来の患者の数がますます増加しているため、ウェブサイトがモバイル対応であることは非常に重要です。実際、Google は、プラットフォーム上での検索の 50% 以上がモバイルデバイスで行われていることを認めています。もしあなたのウェブサイトがモバイル対応でなければ、患者が探している情報を見つけるのに苦労するだけでなく、Google や他の検索エンジンがあなたのサイトに検索順位を低くするというペナルティを課す可能性が高くなります。

SEO の基本を理解していない

　ウェブサイトの目的は、あなたの医療機関に将来の患者を惹きつけることですが、彼らは最初の場所であなたを見つけることができなければ、それはあなたにとってよいことはありません。そこで SEO の出番です。SEO のベストプラクティスは、彼らが提供する製品やサービスを検索しているときに、Google と患者の双方があなたの医療機関を見つける可能性が最も高くなることを保証します。

将来の患者の情報収集を支援するための
リードジェネレーション[2] フォームをもっていない

　データを収集することは、潜在的な患者と連絡を取り合うことを可能にするために非常に重要です。また、お金を払ってくれる患者に変える可能性が高い貴重なリソースと資料を提供することで、潜在的な顧客基盤を長期的に拡大することもできます。ウェブサイトはこのための完璧なツールです――購読者基盤を拡大するために、（名前やメールアドレスなどといった）基本的な患者情報を収集するリードジェネレーションフォームの導入を検討してください。

---

[2] マーケティング用語で、見込み顧客（リード：自社の製品やサービスを購入する可能性がある人）を獲得するための活動のこと。

ウェブサイトがコンバージョン率を増加させていない……

　ウェブサイトは、患者をあなたの医療機関に連れてくるべきです。コンバージョン率[3]を追跡するためのツールがないと、あなたのターゲットオーディエンスに効果的にリーチし、彼らに望ましい行動をとらせているかどうかがわかりません。コンバージョン率を向上させるために、リードジェネレーションファネルを作成、維持、改善できる人と一緒に仕事をすることを検討してみてください。

……もしくは、分析の解釈の仕方を知らない

　ウェブサイトには、基本的なレポーティングツールやアナリティクスツールが用意されている可能性がありますが、データをどのように解釈すればいいのかわからなければ、あまり役に立たないでしょう。直帰率（bounce rate）とは何でしょうか。2% の CTR[4] はよいことなのか、悪いことなのか、それとも恐ろしいことなのでしょうか。ウェブサイトの訪問者が何をしているのかを解釈するのを手伝ってくれる人がチームにいることが不可欠です。

ウェブサイトが、現在の顧客に適切にサービスを提供していない

　ウェブサイトは単に新規患者を集めるためのツールではなく、既存の患者との関係を育むための優れたツールでもあります。患者ポータル、手術合併症に関する情報、その他のリソースなどのツールを利用して、既存の患者との関係を次のレベルに引き上げることができます。

医療機関に利益をもたらすウェブサイトを構築する方法

　医療機関で新しいウェブサイトを構築する（または既存のウェブサイトを

3　コンバージョン率は、ウェブサイトを訪れたユーザーのうち、どのくらいの割合でコンバージョン（サイトでの成果）に至ったのかを示す指標。例えばインターネット広告なら、クリック数が100 回で、そのうちコンバージョン数が 1 件であれば、コンバージョン率は 1% となる。
4　click through rate（クリックスルー・レート）の略。

リデザインする）ことを計画している場合、少し不都合な真実を理解することから始める必要があります。ほとんどのウェブサイトはあまりうまく機能しないのです。

　マーケティング会社の HubSpot は、100 万以上のウェブサイトを、自動化されたウェブサイト評価ツールにかけ、4 つの主要なカテゴリーでそれぞれの効果を測定しました。平均スコアはそれぞれ、モバイル最適化が D、SEO が D -、パフォーマンスが D -、セキュリティが F でした。全体の平均スコアは 59 で、不合格でした。

　こうしたデータが少し曖昧に思えるのであれば、あなた自身のオンライン体験を考えてみてください。スマートフォンやタブレットで動作しないウェブサイトを何回訪れたことがありますか。あなたが見たことのある他の何十ものサイトと同じように見えたサイトはいくつありましたか。消費者であるあなたよりも会社に焦点を当てたサイトがいくつありましたか。あなたが探していた情報を見つけるのが困難なサイトはいくつありましたか。

　スマートな医療用ウェブサイトをデザインするためには、2 つのカギがあります。1 つ目のカギは、明確な目標をもつことです。つまり、ウェブサイトはあなたの医療機関のために何をしようとしているのですか。例えば、サイト訪問者を惹きつけて新規の患者にしたいのですか。現在の患者がオンラインで予約を入れるのを助けたいのですか。ウェブデザイナーの助けを借りずに、自分でサイトの変更ができるようにしたいですか。サイトの訪問者やその行動のメトリクスを見られるようにしたいのですか。

　2 つ目のカギは、それらの目標にウェブサイトのデザインを合わせることです。ウェブサイトの目標の 1 つが、あなたの医療機関を成長させることであるならば、最初に気づくべきことは、「将来の患者に見つけてもらう必要がある」ということです。彼らがあなたの医療機関を見つけたとき、以下のようなさまざまなことを達成する必要があります。

1. 他の医療機関との差別化を図る。
2. サイト訪問者に有益な情報を提供する。
3. 必要な情報に簡単に移動できるようにする。

4. サイトを継続的に更新し、新鮮なコンテンツを提供することで、あなたの医療機関が繁栄し、成長しているとリピーターが見なすようにする。

医療機関に最適なウェブデザインエージェンシーを選択するためのガイド

　ウェブサイトのデザインに関しては、多くの選択肢があります。中には自分でウェブサイトをデザインする人もいますが、多くの人にとっては、サイトをデザインしたり、ウェブサイトを実際に機能させるために必要な技術を学んだりするのは複雑すぎて、デザインの専門知識をもった人に依頼したいと思っています。もしあなたがそうだとしても、心配しないでください――あなただけではありません。

　個人や企業がデザイン会社を雇う理由はさまざまです。一部の人々は、技術的な専門知識をもっているかもしれませんが、時間がありません。また、時間はあるかもしれませんが、機能的なウェブサイトを作成するプロセスは、彼らには歯が立たないかもしれません。そこで、デザイナーやデザイン会社の出番です。

　しかし、医療機関のウェブサイトデザイン・開発のために誰かを雇う前に、さまざまなタイプのデザイナーがいて、それぞれに期待できること、そして、プロセスを最高のものにする方法を知ることが重要です。みんなのニーズに合うデザイン会社があります。あなたに最適なものを見つけるために、いくつかの異なるタイプのウェブサイトデザイナーをあたってみましょう。

ゼネラリスト

　ゼネラリストは、ソロデザイナーや小さなデザイン事務所で、無条件に誰にでもウェブサイトを構築してくれます。もしあなたが、正しい判断ができないのであれば、彼らがウェブサイトを作ってくれます！

・彼らが言うこと：私たちは、中小企業、フリーランスの専門家、非営利団体向けに設計されたフルサービスのカスタムウェブサイト開発プラン

を提供します。

- **それが意味すること**：私たちは、人々に知られているあらゆるカテゴリーについての専門知識をもっていると主張していますが、実際には、さまざまなストック写真と連絡先情報を含むテンプレートをいくつかもっているにすぎません。私たちは品質をまったく気にしていませんし、あなたのウェブサイトは他のサイトと同じように見えるでしょう。マンハッタンにある数百万ドル規模の法律事務所でも、地元のボーイスカウト部隊でも、私たちには関係ありません——799ドルの料金を一括でお支払いいただき、余計な干渉をしないでください。

- **作成方法**：テンプレートとボリューム。ゼネラリストは、クリックを稼ぐためだけに、月に数千ドルものGoogle PPC広告を支払うことになります。彼らはウェブサイトを構築するために、799ドルという低額の、一時的な料金であなたをおびき寄せます。彼らは現在のあなたのウェブサイトからコンテンツを取得し、海外のフリーランサーの部隊に、テキストをコピー&ペーストさせ、いくつかのストック写真を貼り付け、それを"カスタム"と呼びます。完全なウェブサイトを作るには1〜2日かかり、人件費は100ドルほどかかります。あっ、そして、隠されたホスティング料、変更料、そして、あなたと彼らだけを縛り付ける長期契約を忘れてはいけません。サイトあたり799ドルの利益に、年間数百のウェブサイトをかければ、収益性の高いビジネスになるのです。

- **あなたが得るもの**：技術的には、あなたはウェブサイトを取得します。それは、レスポンシブな場合とそうでない場合とがあり、そして、ほぼ間違いなく、他のサイトと同じように見えます。それはおそらく、コンテンツ管理システム（CMS）を利用していない可能性があります。つまり、将来のコンテンツの追加や変更にはコストがかかり、世界の反対側の誰かがハードコーディングする必要があることを意味します。あなたのウェブサイトは、おそらくSEOについては最適化されていないでしょうし、何かがおかしくなった場合、あなたは高額な変更料も含めたすべての費用を負担することになるでしょう。

大 企 業

- ・**彼らが言うこと**：私たちは、お客様の目標を達成するために幅広い人材を活用する、経験豊富なデジタル医療マーケティングエージェンシーです。プログラマー、デザイナー、マーケティング担当者、コピーライター、ストラテジスト、コンサルタント、IT専門家を組み合わせて、お客様に高品質のデジタルマーケティング体験を提供します。
- ・**それが意味すること**：私たちは長い間、経験を積んできています。私たちは1つの業界に特化していて、クライアントに真にユニークなサービスを提供していると主張していますが、正直に言うと、私たちはいくつかのテンプレートをもっていますが、それでも仕事の大半をインドに委託しています。私たちがユニークであるように見えるのは、この1つの業界に多くのクライアントがいるからです。
- ・**作成方法**：従業員のほとんどは、販売とサポートに重点を置いています。彼らは米国に拠点を置くオフィスをもっていますが、実際の作業のほとんどは東南アジアで行われます。大企業は、あなたにとって意味のあるコンテンツを発見し、ニーズに合わせたサイトを作成するために、より多くの時間を費やします（5ページのテンプレートに押し込むというゼネラリストのアプローチではなく）。しかし結局のところ、それらの開発のほとんどは海外で行われ、よりユニークに見えるテンプレートを利用します。
- ・**あなたが得るもの**：あなたは、ゼネラリストが作ったものよりはユニークに見えるウェブサイトを手に入れることになります。しかし、十分な検索を行うと、その大企業が構築するほとんどのウェブサイトはまったく同じようには見えないかもしれませんが、非常によく似ていることに気づくでしょう。それらはすべて同じ機能を持っているでしょうし、素晴らしい品質の写真を期待しないでください——それらは大企業によってマークアップされたストック写真です。あなたのウェブサイトには、コンテンツ管理システムが付属されているかもしれませんが、大企業の契約によって、編集や変更に多額の月額料金を支払うことになる可能性

があり、長期間拘束されることになるでしょう。ゼネラリストによって構築されたウェブサイトよりも優れていますが、大企業は、クライアントを介した大量の取引を行っているのです。

フリーランサー

- **彼らが言うこと**：私は、最新の技術を活用して、意味のあるブランドやデジタル製品を作るデザイナー兼開発者です。クライアントに可能な限り最高の体験を提供することに専念しています。

- **それが意味すること**：今月は家賃を払わなければなりません。あなたのサイトは今、私にとっては多くのプロジェクトの1つであり、現在クライアントXに、少しばかり手がかかっているので、時間ができたら折り返しご連絡を差し上げます。

- **作成方法**：自宅やコーヒーショップからの作業は、フリーランサーにとっては当たり前のことです。これは必ずしも悪いことではありませんが、ウェブサイトのデザインエクスペリエンスの一貫性の欠如を意味することがあります。フリーランサーは、一度に複数のプロジェクトを担当しているため、しばしば、あなたのウェブサイトの設計プロセスの間に遅延や一貫性のないコミュニケーションが生じる可能性があります。彼らはしばしばあなたが可能な限り最高のウェブサイトを得ることを保証するために最新の技術を利用しますが、彼らは時間給で働いている場合、これは予算の肥大化を意味することになりえます。

- **あなたが得るもの**：個々の結果は異なる場合があります。経験豊富で、プロフェッショナルで、才能あるフリーランサーはたくさんいますが、採用するときには、厳選する必要があります。多くのフリーランサーは、業界に特化していませんし、スキルも……。それゆえ、彼らはウェブサイトの構築に優れているかもしれませんが、医療機関の個別のニーズを理解していない可能性があります。さらに、フリーランサーの時間は奇妙な場合があり、専用のオフィスがないことが、電話会議やデザインスプリントでの利用が制限される可能性があります。費用を最大限に活用したい場合は、フリーランサーをお勧めします。ただし、事前に基本

ルールを確立し、期待を明確に伝えるようにしてください。誤解しないでください。フリーランサーは、より大きなオーバーヘッドのあるより大きなエージェンシーの何分の1かの価格で信じられないほどのデジタル製品を手に入れる素晴らしい方法です。……しかし、あなたはあなたのやるべきことを行う必要があります。満足しているクライアント、優れた一連の仕事、そしてクライアントとの関係に深い投資の実績がある、あなたの業界で経験をもつ人を探してください。あなたが必要としているのは、あなたのようなクライアントがプロジェクトを管理する以前からこの道を歩んできている人であって、わずかな副収入のために片手間でフリーランスをしている人ではありません。

専　門　機　関

- 彼らが言うこと：私たちは、デジタル時代の企業の成功を支援するデザイン・開発会社です。私たちは、ブランドが目立つ、また何かを表現するのに役立つような、ヒューマン・エクスペリエンスのためのデジタル製品を作っています。

- それが意味すること：多くの場合、専門機関は、その言葉どおりの意味をもっています。彼らのチームは、さまざまなクライアント向けのデジタル製品構築の経験を積んでいます（そして、彼らのクライアントの中には聞いたことがある人もいるかもしれません）。この機関は、大手企業が自社のオンラインプレゼンスについて真剣に取り組みたい場合に利用するチームです。

- 作成方法：ウェブサイトやモバイルアプリから、デジタルプレゼンスに必要な追加機能まで、専門機関が行うことはすべてカスタムメイドです。テンプレートや外注は一切ありません。彼らのチームは、デザインプロセスを通してお客様をサポートし、医療機関のニーズを深く掘り下げながら、最高で最も革新的なクリエイティブソリューションを生み出します。

- あなたが得るもの：一から十までの完全にカスタム化されたウェブサイト。あなたのウェブサイトのすべての面が手作業でデザインされ、コー

ディングされ、コンテンツ管理システム、（必要に応じて）eコマース
プラットフォーム、その他のウェブアプリケーションとシームレスに統
合されます。サイト全体で、より思慮深いアニメーションやビデオの使
用を期待することができ、写真は完全にカスタムされます。要するに、
ウェブサイトのあらゆる箇所が、他の誰かのニーズではなく、あなたの
ニーズに合わせて独自に仕立てられます。専門機関は、あなたのニーズ
を理解するために深く掘り下げていくので、「ワンサイズフィット（フ
リーサイズ）」のソリューションを提案することができるのです。

あなたの医療機関にとって最適なものは何か？

　結局のところ、すべての人のために、何らかのものはあります。必ずしも
ゼネラリストをお勧めするわけではありませんが、手頃な価格で基本的な
ウェブサイトを必要とする人もいます。あらゆる方法で完全にカスタム化さ
れたものを必要とする人もおり、そうした人たちにとっては、専門機関が最
良の選択かもしれません。あなたがデザインプロセスで多くの発言権をもつ
ことにこだわりがないのであれば、フリーランサーや大企業が適しているか
もしれません。

──────────

　ウェブサイトはデジタルマーケティングの生命線です——それを誤解する
とあなたの医療機関は苦しむかもしれません。SEO対策から動画やコンテ
ンツマーケティングまで、医療機関のウェブサイトを最高のものにする方法
はいくつかありますが、最初に、そして最も重要なのは、**モバイルデバイス
上でのウェブサイトの見え方**です。これについては、次にご紹介します。

2　モバイルの問題：医療機関のウェブサイトが
レスポンシブでなければならない理由

ウェブサイトに潜む目に見えないリスク

マーケティングに関して言えば、ウェブサイトは、しばしば私たちの車のように扱われています。何かが壊れたり問題が起きたりしない限り、通常はほとんどメンテナンスを必要としませんよね。それは間違いです。

インターネットは自動車業界よりも少し速く動きます。2007 年の自動車は今でも問題なく走行していますが、それ以来更新されていないウェブサイトは、ほぼ確実に人々を遠ざけてしまいます。資産であるべきウェブサイトが大きな負債になる一定のポイントがあります。これは、メンテナンスが行き届いていないウェブサイト、更新がまばらなウェブサイト、適切なメンテナンスの欠如からエラーを配信するサイトなど、さまざまな方法で起こりうるのです。

しかし、今日のウェブサイトに関しては、気づかれないことが多い１つの特定のエラーがあります——ウェブサイトが、過去数年間で大規模な見直しをしていない場合、影響がでる可能性が十分にあります。それは何かって？

レスポンシブデザインというちょっとしたことです。

レスポンシブデザインの背景

レスポンシブウェブデザインは、ウェブ上ではかなり最近の現象です。2007 年に iPhone が登場してから必要になりました。ウェブページをフルに表示できる小さな画面によって、新たなウェブ形式が必要になりました。

レスポンシブデザインは、デスクトップやノートパソコンと同じようにモバイルデバイスでもウェブサイトを見やすくするためのもので、表示画面のサイズに応じてウェブサイトの要素を再配置します。レスポンシブデザインを使用すると、サイトは自動的にモバイルデバイスのサイズに適合し、ナビ

ゲートしやすく、コンテンツへのアクセスが容易になります。

　ウェブサイトのコンテンツを水のように考えてみてください。配置された
スペース全体を埋めるように適応します。レスポンシブデザインを利用する
ことで、エンドユーザーはよりよい体験を得ることができます。ページ上の
文字を読むためにピンチやズームをしたり、必要な情報を見つけようとあち
こち探し回ったりする必要はもはやなくなりました。

　現在のインターネットユーザーは、3分間のうち約2分をスマートフォン
やタブレットで過ごしていると推定されています。それだけでなく、イン
ターネット検索の40％以上がビジネス目的であるため、近年、ウェブサイ
トデザインの大幅な見直しを行わなかった場合、レスポンシブではない可能
性があり、多くの潜在的な患者を逃している可能性があります。

　しかし、レスポンシブデザインはユーザーのためだけではありません。そ
れは、よいビジネスプラクティスでもあり、優れた SEO 対策の大きな要因
となります。実際、近年のモバイルトラフィックの増加により、Google は
2017 年後半に検索エンジンのアルゴリズムを更新し、「モバイルフレンド
リー」であるウェブサイトには報奨金を与え、そうでないウェブサイトには
ペナルティを科すようになりました。

私のウェブサイトはレスポンシブですか？

　あなたのウェブサイトがレスポンシブかどうかを見分けられるように、
www.messenger.md/website-quiz で受けられる小さなクイズを用意しまし
た。

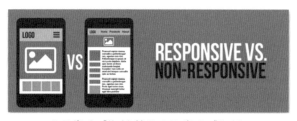

レスポンシブサイト対ノンレスポンシブサイト

私のサイトはレスポンシブではありません。どうすればいいですか？

　あなたのウェブサイトがレスポンシブでない場合は、あなたが自由に使えるオプションがいくつかあります。それぞれが投資になりますが、あるレスポンシブウェブデザインへの投資に、それだけの価値があると私たちが言うときには、私たちを信頼してください。

オプション1：ウェブサイトを再構築するために開発者を雇う

　メディアクエリとは、ウェブサイトを閲覧しているデバイスの画面サイズを検出し、ブラウザのサイズに応じて要素を特定の方法で表示するようにブラウザに指示する少量のコードです。例えば、ユーザーがiPhoneでサイトを閲覧している場合、デスクトップコンピュータでは隣り合っていた写真が重なって表示されることがありますが、iPadを使用している場合は、デスクトップと同じように表示されたり、モバイルと同じように重なったりします。

　開発者は、ウェブサイトにメディアクエリを簡単に追加することができますが、さまざまなデバイスですべての要素が適切に表示されるようにするには、時間と労力がかかります。既存のウェブサイトにメディアクエリを追加する場合、何千行ものコードの中から特定の要素が抜け落ちてしまうことがよくあります。そこで、2つ目のオプションを考えてみましょう……。

オプション2：ウェブサイト全体を1からデザインし直す

　可能な限り最高の体験を提供するための全体論的なデザイン変更の観点では、ウェブサイト全体を再設計することは、2つのオプションのうちではお奨めです。つまり、それは新たなスタートだからです。確かに開発者は既存のウェブサイトにメディアクエリを追加することができますが、要素があまり頻繁に使用されていないため、簡単に見過ごされてしまいます。これらは将来的に行われるマイナーな変更ではありますが、エラーや問題が時々発生することを意味し、開発者がウェブサイトに戻って変更を加える必要が生じます（これらすべてに時間と費用がかかります）。

その場しのぎのソリューションを開発するよりも、新しいデザインで新たに始めるほうがよいでしょう。医療機関用ウェブサイトの再設計は、（新しいユーザーをウェブサイトに惹きつけることができる）新しい外観を作成する機会を与えてくれるだけでなく、長年にわたって蓄積された冗長性や断片化したコード、より高速で信頼性の高いウェブサイト、そして最終的にはユーザーにとってよりよい体験につながる要素を修正する機会を、開発者に与えることにもなります。

患者があなたのウェブサイトをどのように見ているか

潜在的な患者であるユーザーは、さまざまなソースからあなたのウェブサイトにアクセスしてくるでしょう。ただし、1つ確かなことは、ユーザーに滞在してもらう必要があるということです。ユーザーが数秒しか滞在せずに離れていってしまったら、あなたのウェブサイトは何の意味があるのでしょうか。

ウェブサイトの訪問者がすぐに離れていないことを確認するためには、スプラッシュ[5]を作成する必要があります――かつ、迅速に。ウェブサイトのデザインが患者にとってどのくらい重要なのか、次の統計を見てみましょう。

- 75%のユーザーは、ウェブサイトのデザインで企業の信用度を決めると認めている。
- 第一印象の94%はデザインに関連している。
- ウェブページのメイン画像の平均閲覧時間は約5.94秒である。
- ユーザーは、通常のメディアページのうち、スクロールせずに見える範囲のコンテンツに66%の注意を払っている。
- モバイルデバイス向けにウェブサイトをデザインした企業の62%が、売上の増加を報告した。

5　スプラッシュページ：ホームページやウェブサイトなどのトップページが表示される前に、ブランドロゴや大きな画像、動画などをブラウザいっぱいに見せるイントロダクションページのこと。

　患者があなたのウェブサイトを見る方法については、www.messenger.md/website-infographic にあるインフォグラフィックに、さらに興味深い情報があります。

あなたの医療機関のウェブサイトはリデザインする必要があるか？

　医療機関で数年以上過ごしていれば、ウェブサイトの変更を目にしたことがあるかもしれません。時には、スタッフの経歴の簡単な追加や、あちこちに新しいページを追加するなど、些細なこともありますが、その他の場合には、変更ははるかに広範囲に及んでいることもあります。ホスティングサービスを変更したり、ドメインネームプロバイダを変えたり、コンテンツ管理システムを更新したりすることがあります。そして、最も大きな変更点は何でしょうか。**医療機関のウェブサイトの完全な見直しです。**

　あなたが医療機関の管理者、マーケティング責任者、あるいはその医療機関の医師である場合でも、ウェブサイトのリデザインは困難な作業のように思えるかもしれません。まず、あなたたちが何をしているかを知っているウェブデザイナーを見つける必要があります。おそらく、あなたはフリーランサー、もしくはエージェンシーと一緒に進めるでしょう。しかし、彼らはあなたの医療機関のニーズを理解していますか。誰でもいいからウェブサイトを構築してもらいますか。どのくらいの費用がかかりますか。どのくらい時間がかかりますか。何か問題が発生した場合はどうなりますか。そして、混乱を招くような専門用語がたくさん飛び交っているときに、よい製品が手に入れられていることをどのようにして知ることができますか。

　ビジネスの他の側面を管理しようとしている場合は特に、医療機関のウェブサイトのリデザインの巨大な範囲に、いとも簡単に圧倒されてしまいます。しかし、あなたの古いウェブサイトがインターネット上にあるうちは常に、チャンスを逃し、患者を失い、ブランドの価値を低下させている可能性がありますので、効率的にリデザインプロセスをナビゲートすることが重要です。これを行うためには、いくつかの重要な方法があります。

あなたの医療機関にとって成功とは何かを定義する

　デザイン会社の選定のための調査を行う前に、新しいウェブサイトを作成する旅に出るかのごとく、あなたの医療機関にとっての成功がどのようなものであるかを定義する必要があります。

　ウェブサイトは何をすべきですか。ユーザーはウェブサイトから何を得るべきですか。そして、最終的な結果はあなたの医療機関にとって何になるのでしょうか。より多くの患者に来てほしいですか。毎年行うプレミアムな処置の数を増やしたいですか。

　このような戦略的な質問をして、あなたのビジネスにとっての成功とは何かを定義することが、あなたが雇ったエージェンシーが、あなたのビジネス目標を達成するサイトを設計する際に役立ちます。結局のところ、単に古いものよりもきれいにするために新しいウェブサイトを作成するわけではなく、それが、あなたのビジネスに役立つものでなければなりません。

ブランド戦略の開発または見直し

　それがあなたのビジネスにどのように役立つかを考えずに一大プロジェクトを始めることはないのと同じように、それがあなたのターゲットオーディエンスにどのように役立つかを考えずに始めるべきではありません。ここでブランドの出番です。

　ユーザーがあなたのウェブサイトを訪れたときに、あなたはどのように感じてもらいたいですか。そして、結局のところ、あなたのターゲットオーディエンスは何ですか。レーシック手術で、プレミアムで贅沢な体験をしたいミレニアル世代をターゲットにしていますか。それとも、白内障手術を安心して受けたい高齢者層をターゲットにしているのでしょうか。

　ブランドが何になるのか（そしてそれが誰のためになるのか）を定義することは、最も重要なことの1つです。コードを書いたり、ページをデザインしたりする前に、あなたのブランドが何であるか、そして誰のためにあるのかを定義することに焦点を当てるべきです。

コンテンツ戦略を決定する

　医療機関のウェブサイトへのトラフィックを増やすための最良の方法の1つは、コンテンツをシェアすることです。非常に多くの医師が、ウェブサイトデザインのこの本質的な側面を理解していないため、「作れば来てくれる」という考え方をしてしまっています。そうではなく、医療機関のマーケティング担当者は、コンテンツの作成を、医療機関へのトラフィックを誘導し、市場での権威を確立するための主要な手段として活用する必要があります。有用で意味のあるコンテンツを作成することは、コンテンツ戦略を決定することを意味します。

　このステップでは、どのような種類のコンテンツをシェアするのか、どのようにシェアするのかを決める必要があります。あなたの医療機関の新しいウェブサイトにはブログがありますか。ビデオライブラリが必要ですか。コンテンツは、それを見たい人は誰でも自由に利用できるようになるのでしょうか。それとも有料会員のメンバーシップ（または単にメールアドレス）が必要になるのでしょうか。

　これらは、医療機関の新しいウェブサイトを戦略的にデザインする際に尋ねる（そして答える）ための重要な質問です。これらは、医療機関のウェブサイトを成功させるのに必要なレイアウトの決定や技術についての情報を提供するために重要なものです。

ソーシャルメディア戦略の策定

　コンテンツは他と関わりをもたないでは存在しません。シェアされ、議論されるように作成されています——そこでソーシャルメディアの登場です。私たちのほとんどはソーシャルメディアを利用していますし、主要なプラットフォームにも精通しています。ソーシャルメディア戦略の開発は、上で開発したコンテンツ戦略の中心にある必要があります。

　戦略を立てるためには、まず、あなたの医療機関がどのソーシャルメディアを利用するかを決めましょう。Twitter、Facebook、LinkedIn は、いずれも医師や医療機関に人気のあるプラットフォームですが、Instagram や

Pinterest をうまく活用している医療機関の魅力的な例もいくつかありました。

　結局のところ、何を投稿するのか、誰に向けて投稿するのか、どこで見てもらいたいのか、ということに尽きます。(提案が必要ですか。「医師のためのソーシャルメディア」(第 12 章) を参照してください)。

トラフィックを測定する

　もし、あなたがウェブサイトを分析し、ビジネスの目標を達成しているかどうかを確認するためにトラフィックを測定していないのであれば、医療機関用の新しいウェブサイトを作成することは、完全に時間の無駄です。本節第 1 項「あなたの医療機関にとって成功とは何かを定義する」を覚えていますか。アナリティクスを使用してこれらの目標を達成しているかどうかを確認するためには、実際の成功がどのように見えるかを知る必要があります。

　しかし、トラフィック、ページビュー、リファラル (参照) だけが全体像ではありません。測定には、サイトでの滞在時間だけでなく、ユーザー体験のベストプラクティスも考慮する必要があります。ユーザーが必要としている情報を見つけることができていますか。あなたのウェブサイトはモバイルデバイスでも使えますか、それとも iPad よりも小さいデバイスではまったく価値がなくなってしまいますか。

　新しいウェブサイトがコンバージョンしているかどうかを把握するためには、ユーザーインタビュー、アンケート調査、患者へのフォローアップが重要です──ページビューや虚栄心の指標だけでなく、使いやすさ、ユーザビリティなどの面でも同様です。

――――――――――

　最終的に、医療機関のウェブサイトが成功するかどうかを決定する要因は、使いやすさと有用性です。潜在的な患者が、ウェブサイトのデザインが不十分、モバイルデバイスでは使いにくいと感じたら、信頼関係を築くための大きなチャンスを逃してしまいます。ユーザーが必要としているものを見つけることができない場合──あなたのウェブサイトが情報を得るという彼らの

2 モバイルの問題：医療機関のウェブサイトがレスポンシブでなければならない理由　25

要求に役立っていない場合——あなたは、彼らの関心も失うことになります。

　全体論的観点で言えば、ウェブサイト、コンテンツマーケティング、ソーシャルメディア、SEO を戦略的に考え、ウェブサイトのデザインを一新することは、あなたの医療機関に大きな効果をもたらします。それは、より多くの訪問者を呼び込み、収益を増加させ、真のビジネス目標を達成するのに役立ちます。これらの目標を達成するためにウェブサイトで利用できるリソースは無数にありますが、その中でも特に優れているのが動画です。

3　動　画　の　効　力

なぜ、動画なのか？

「百聞は一見に如かず。」

　このフレーズは何度も聞いたことがあるでしょう。しかし、ジェームズ・マククイビー（James McQuivey）博士によれば、1枚の絵に1,000語の価値があるとすると、1分間の動画には約180万語の価値があるとのことです。

　Forrester Research によると、オンラインマーケティングでは、動画コンテンツは信じられないほどの力を発揮します。研究によると、Google で1ページ目のリスティング[6]を得る可能性は、動画コンテンツで53倍に増加しています。ここでは、動画の導入を検討する理由をいくつか紹介します。

動画はコンバージョン率に大きな影響を与える

　コンバージョン率や従来のマーケティングに関連する動画の効力を理解するために、次の統計を見てみましょう。これらは、コミュニケーションとエンゲージメントにおける動画の効力をよく表しています。

・メールに動画を入れると、クリック率が200〜300%アップする。
・ランディングページに動画を含めると、コンバージョンを80%増加させることができる。
・YouTube は、モバイル動画の消費量が毎年100%増加していると報告している。
・動画を観た後、ユーザーがオンラインで商品を購入する可能性が64%

6　Google で会社名を検索する際に、検索結果の右側に、会社の所在地の地図や営業時間などの情報が表示されること。

　高くなっている。

　あなたが医師で、経営幹部や他の業界のリーダーとつながろうとしている
なら、動画は強力なツールにもなりえます。経営幹部の 50％ は動画で製品
やサービスを観た後、より多くの情報を探し、64％ は動画を観た後にマー
ケターのウェブサイトを訪問し、39％ はベンダーに電話をかけています。
動画のコンバージョン率への影響は非常に強力で、マーケティング担当者の
65％がモバイル広告予算を増やして動画を活用することを計画しています。

動画は、ユーザーとの対話を促進し、影響を与える

　動画は、ユーザーインタラクションにも大きな影響を与える可能性があり
ます。ウェブサイト上の優れたプロモーションビデオは、単に情報を提供す
るだけではなく、オーディエンスが次に何をすべきかを理解できるように行
動を促す明確なフレーズを表示する必要があります。
　動画がユーザーの行動に与える影響の例として、次の統計を見てください。

・ユーザーの 90％ が、製品の動画は意思決定プロセスに役立つと述べて
　いる。
・モバイル動画の消費者の 92％ は、観た動画を他の人とシェアする。
・オンラインアクティビティの 3 分の 1 は、動画の視聴に費やされてい
　る。
・平均的なインターネットユーザーは、月に平均 32.3 本の動画を視聴し
　ている。これは、1 日あたり少なくとも 1 本の動画を観ていることにな
　り、この数は今後も増加すると予想される。

　動画は、製品やサービスを説明するための強力なツールであるだけでなく、
ユーザーの記憶や定着にも持続的な効果があり、80％のユーザーが過去 30
日間に視聴した動画広告を覚えているという結果が出ています。

動画はコンテンツであり、「コンテンツは王様である」

オンライン動画に関心があるなら、他のマーケティング担当者がどのように動画コンテンツを作成しているかを見てみましょう。1分間の動画は180万語の価値があるといわれているので、動画はマーケティング活動のROI[7]を向上させる大きな可能性を秘めています。それは、動画がコンテンツだからではなく、**粘着性のある**コンテンツであり、ユーザーをウェブページに長く滞在させるコンテンツだからです。優れた動画は制作に多くの時間とリソースを必要としますが、その「粘着性」は、ユーザーにあなたのウェブサイトに長く滞在してもらうために非常に効果的です。

動画コンテンツの最も一般的な形態はニュースやコメディ動画ですが、他のタイプの動画も効果的です。実際、YouTubeやその他のサイトには毎日多くの新しい動画がアップロードされているため、伝統的なメディアアウトレットが遅れをとっています。30日ごとにインターネットにアップロードされる動画の数は、過去30年間に米国の3大テレビ局が制作した動画の数を上回っています。

医療機関のための動画の種類

多くの患者にとって、最も日常的な診察の予約でさえ、彼らを緊張させることがあります。医者に診てもらいに行くことは、明らかに完全に健康な状態であっても怖いものです。動画は、医師が患者とつながり、教育し、患者と関わり合うために利用する最も重要で効果的なツールの1つです。

ただし、どんな動画でもよいというわけではありません。医療用語や成功率の統計、そしてあなたの医療機関がどのような手術を行っているのかなど、複雑すぎる動画では、躊躇している将来の患者を惹きつけることはできません。いや、これは感情の問題であり、それを解決するためには患者の感情に

7　Return On Investment の略で、日本語では「費用対効果」「投下資本利益率」と一般的に意訳される。「投資に対してどれだけの利益を上げることができたか」を数値化するための指標。

訴えなければなりません。医師が患者とより効果的に関わるために利用できる動画には、主に3つのタイプがあります。

説明者の動画：教育を求める

　外科手術のプロセスを徹底的かつ詳細にたどることは、人々がプロセスの理解を始めるための素晴らしい方法です——恐怖心を静め、手順や治療がどのように機能するかを説明するための優れたツールです。

　患者が、それぞれのステップが何であるかを知っていると、手術のプロセスはもはや迫り来る未知のものではなくなります。むしろ、それは彼らが少しずつ取り組むことができるものになります。圧倒的な量の情報で患者を氾濫させる必要はありませんが、一般的には、より多くの文脈や情報を提供すればするほどよいでしょう。医療用語の保護ベールをはがして、患者に力を与えるために、患者が手術に期待すべきことを人間的な言葉で説明します。Rendiaのようなツールは、日常的な治療について患者を教育し、患者を安心させるのに役立つ優れた方法です。

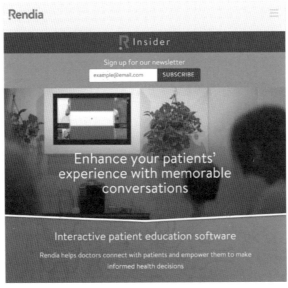

Rendiaは教育・解説動画に最適なツール

舞台裏動画：これまで患者が行ったことのない場所に行く

　おそらく、医療機関が活用できる最も効果的な動画の１つは、「舞台裏」の動画でしょう。こうした動画は、プロモーションビデオのようにリハーサルや台本化されたものではありませんが、あなたの医療機関について患者にもっと理解してもらうための重要なツールであることに変わりはありません。

　舞台裏動画は、医療機関での日常生活を少しだけ「垣間見る」ものとして、ソーシャルメディアでシェアされることがよくあります。このような動画を使うことは、医師だけでなく、医療機関を効率的に運営し、素晴らしい体験をしてもらうために欠かせないバックオフィスのスタッフも含めて、そこにいる人々を患者に知ってもらうのに役に立ちます。より多くの患者が医療機関のあらゆる側面を知れば知るほど、彼らは診察や治療のために来院したときに、より快適に感じることができるでしょう。

プロモーションビデオ：ヒューマナイズしてつながる

　動画には、患者の教育を目的とするだけでなく、他のほとんどのコミュニケーション形態にはない強力な能力があります。それは人間化する能力です。本質的に擬人化されていないもの（例えば、医療機関）に人間の顔を付けることは、将来の患者が医療機関と「つながり」、ドアを通る前にあなたの医療機関をより身近に感じることができるようにする強力な方法です。

　人間の顔は、人とのつながり、信憑性、信頼感を築きます。そして患者は

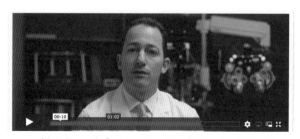

アイセンター・オブ・ニューヨークのプロモーションビデオ

自分の健康を、信頼できると思う誰かの手に委ねるだけになります。このような信頼の向上は、そのプロセスに慣れていない新規患者やそのプロセスの背後にいる人々にとっては難しい場合があります。そのため、医療機関のバックオフィスの人々を紹介することで、あなたの医療機関を、市場の他の医療機関と区別し、患者の心の中であなたの医療機関を際立たせることができます。

医療機関での動画活用法

ビデオ患者の証言の追加を検討する

　以前からの患者の声はよいものです。動画での患者の声は止めることはできません。

　多くの医師がフィードバックを収集し、医療機関のウェブサイトで患者の声を活用していますが、後の章で見ていくように、これは素晴らしい戦略です。これは、社会的な証明という心理的要因を提供するよい実践ですが、その情報を提示するためには、さらに効果的な方法があるかもしれないことが研究で示されています。以前からの患者の声を取り巻く統計を見てみましょう。

- オンライン買い物客の79％は、友人や家族からの推薦と同じくらいオンラインレビューを信頼する傾向がある。
- カスタマーレビューは商品のコンバージョンを74％増加させる。
- 77％の人が、オンラインで購入する前に時間をかけて製品やサービスのレビューを読む。
- 顧客の声は、89％という、すべてのタイプのコンテンツマーケティングで最も高い効果評価を得ている。
- 消費者の90％は、自分たちの購買決定がオンラインレビューに影響されていることを認めている。

統計が正しければ、**動画で患者の声**はさらに威力を発揮します。

- オーディエンスの 65％が視覚型学習者である。
- ウェブサイトの訪問者は、動画を観た後、オンライン小売サイトで製品を購入する可能性が 64％ 高くなっている。
- 動画を観ているウェブサイト訪問者は、動画を観ていないウェブサイト訪問者よりも平均 2 分長く滞在している。

　非常に簡単です。動画コンテンツは非常に効果があります。効果的なデザインと組み合わせることで、動画は潜在的な患者や他のウェブサイトの訪問者に、彼らが求めている情報を見つけ、情報に基づいた意思決定をする機会を与えます。ページ上の言葉とは異なり、動画は医師にオーディエンスの感情やそれを引き出す機会を提供し、強力な心理学的マーケティングツールであることが証明できます。

動画の非伝統的な形式を考慮する

　医療業界向けの動画コンテンツに関して 1 つの大きな神話があるとすれば、それは「動画は常にプロが制作したものでなければならない」というものです。誤解しないでください——プロが制作したプロモーションビデオと、急遽 iPhone で撮影して作った自主制作の動画との間には大きな違いがありますが、動画は従来のアプリケーションをはるかに超えるものです。
　医師は、動画の力を利用して、患者に医療機関での日常の「舞台裏」を垣間見せたり、複雑な手術症例を説明する短い教育用ビデオを提供するといったことができます。一部の外科医は、Facebook ライブやその他のアプリを利用して臨時のライブストリーミングに移行し、患者やオーディエンスが医療機関での生活を垣間見ることができるようにしています。HIPAA[8] の規則や規制を意識する必要がありますが、これはあなたの医療機関が実際にどの

8　Health Insurance Portability and Accountability Act の略。日本語では「医療保険の相互運用性と説明責任に関する法律」と呼ばれている。2003 年 4 月に米国で発効された、医療情報の電子化の推進とそれに関係するプライバシー保護やセキュリティ確保について定めた法律。

ようなものであるかを将来の患者に示すための優れた方法になります。

情報を発信し、教育し、価値を提供する

　動画は非常に優れたマーケティングツールですが、患者をより幸せにするために使うこともできます。動画は（適切な場合は）ユーモラスなものにすることができ、特に教育用メディアとして使用される場合には、患者とのつながりがより強くなる可能性があります。

　患者に選択肢について教育することで、患者に信じられないほどの価値を提供することができます。ほとんどの患者は、診察を終えた後、話したことのほとんどを忘れてしまいますが、彼らが参照できる動画を用意しておくことは、あなたが提供しなければならない重要な情報を残しておくのに役立つ素晴らしい方法です。

　患者は何を期待すればよいかを知っているので、教育を受け、情報を手にしている患者は、手術に前向きな経験をする可能性がはるかに高く、予期せぬ合併症や最適ではない手術結果に驚く可能性が低くなります。すべての患者が手術結果に100％満足することは不可能ですが、患者教育への投資は、患者をより幸せにするための賢明な行為です……そして、幸せな患者は、幸せな医師を生み出します。

　あなたの医療機関に最も適していると判断した場合は、どのような動画の出口であっても、あなたのストーリーやあなたが提供しなければならないものについて、患者がより深く知り、つながることができるように、それを活用してください。スマートな動画戦略は、患者教育、SEO、オンラインでの評判、紹介者、動画を介してあなたを発見した新規の患者に驚くほどの効果をもたらします。

医療機関に動画を導入するための実践的なヒントとコツ

　うまくいけば動画がマーケターの武器として重要なツールであることがおわかりいただけると思います。そこで、医療機関向けの動画コンテンツの制作を始めたい場合は、ここにいくつかのヒントとベストプラクティスがあり

ます。

簡潔にまとめる

　動画に関して言えば、ユーザーの注意を引くための時間は限られています。1分後に動画を観るのをやめるのはオーディエンスのわずか5%だけですが、60%以上のオーディエンスは2分後に観るのをやめてしまいます。ビデオを短くして、すさまじいほど情報を与えることは、はじめての動画制作者のほとんどが犯す一番の過ちです。重要なことを学びたいと思っているユーザーは、楽しみたいと思っているユーザーよりも長く滞在することになりますが、動画を短く、魅力的で、要点を押さえたものにすることが重要です。

面 白 く す る

　従来の広告戦略として動画を使用していない場合でも、動画コンテンツを魅力的で楽しいものにすることは大きな効果を発揮します。動画広告を楽しむことで、購入意向が97%、ブランドの関連付けが139%増加します。

　動画を用意することを目的とした単純でつまらない動画を作るのではなく、人々が実際に観たいと思うような魅力的なコンテンツを作成することで、動画を利用してあなたの医療機関を売り込む大きなチャンスになります。

すばやく読み込まれることを確認する

　Googleによると、5人中4人のユーザーは、動画が読み込まれている途中で停止した場合、クリックして離れてしまいます。動画を素早く表示するためには、動画を適切に圧縮し、人気のあるストリーミングサービス（VimeoやWistiaなど）にアップロードし、自分でホスティングするのではなく、ウェブサイトに埋め込むようにしましょう。

別のプラットフォームを試してみる

　通常のYouTubeの動画は素晴らしいものですが、YouTubeやVimeo上の動画広告や従来の動画に限定しないようにしましょう――ユーザーが観たりシェアしたりできる、新鮮で魅力的なコンテンツを作成するための優れた

方法はたくさんあります。

　ビデオポッドキャスト[9]は、素晴らしい動画コンテンツを生成するもう 1
つの方法であり、新しいストリーミング技術は、医療機関の舞台裏のクリッ
プを見せるための優れた方法です。Facebook ライブと Instagram ストー
リーズは、従来の動画制作の型にはまらない動画コンテンツを迅速にシェア
するためにマーケティング担当者が使用している 2 つの新しいツールです
（さらに、これらはソーシャルメディアのコンテンツ制作にも役立ちます）。

　これらの新しいプラットフォームは、動画のシェア方法のダイナミクスを
変えつつあり、このこと自体はよいことです――ライブ動画は、私たち全員
が慣れ親しんでいる高生産性の「無菌」プロモーションビデオではユーザー
が通常観ることができない人々やビジネスの別の側面を示しています。

　医療機関のプロモーションビデオと言えば、何が優れているのでしょうか。

効果的な医療機関用プロモーションビデオとは？

　デジタルマーケティングと言えば、動画が王様です。複数の研究により、
エンゲージメントの向上から、動画を観た数日後のビジネス想起性向上まで、
ブランド動画があらゆる種類のオーディエンスに影響を与えることが示され
ています。同じことが、医療機関のためのプロモーションビデオにも当ては
まります。しかし、動画が効果的であるとはいえ、一つの動画を作るだけで
は十分ではありません――あなたのメッセージがオーディエンスを魅了し、
相談に駆り立てられるようにする必要があります。

　優れたプロモーションビデオを構成するさまざまな要素を見てみましょう。

すぐに注意を引く

　オンラインでの注視時間は日に日に短くなっています。統計によると、イ
ンターネット上の平均的な注視持続時間は 8 秒とされています……レーシッ

9　ビデオポッドキャスト（video podcast）：映像ファイルを公開・配信する手法の 1 つ。動画ファ
イルをポッドキャスティングと同様に配信すること。

クのような選択的なサービスを若い患者にマーケティングしているのであれ
ば、さらに短くなる可能性があります。プロモーションビデオが成功するに
は、最初の数秒間でオーディエンスの注意を引くようにする必要があります。

　最も説得力のある映像、色、または音が伝わるのを待っていてはいけませ
ん。ソーシャルメディアやウェブサイトでオーディエンスが動画をスクロー
ルしているときに、オーディエンスが立ち止まって注意を払うようにしま
しょう（これを行うための優れた方法は、魅力的なサムネイルを使用するこ
とです）。オーディエンスが抱えているかもしれない問題を説明することで、
素早く要点にたどり着きます。最高の動画は、オーディエンスの問題をほぼ
即座に紹介し、「あれっ、これは自分にも当てはまる！」と思わせることが
できるのです。

サウンドデザインの重要性

　医療機関のためのプロモーションビデオを作るときは、忘れずに、その音
楽を最高のものにしてください。研究では長い間、音楽と音声がオーディエ
ンスの行動に影響を与えるうえで大きな違いをもたらすことが示されてきま
した。同じことがプロモーションビデオにも当てはまります。音楽が興味深
く魅力的であるものにしてください。ただし、それを無理に押し込もうとし
ないでください——動画の音声を圧倒する音楽を用意することは、オーディ
エンスが興味を失う最悪の方法です。

色について考える

　音楽や音声と同じように、動画に選んだ色も、オーディエンスがあなたの
医療機関とそのメッセージをどのように潜在的に認識するかに重要な影響を
与える可能性があります。例えば、黄色は暖かさと楽観主義を反映する傾向
があり、青は信頼、冷静さ、強さを伝えます。

　色は心理的に深く、購買者の行動やブランドに対する感情に潜在的に影響
を与えることがあるので、動画中でモーショングラフィックスやアニメー
ションを使用している場合は、色に注意を払いましょう。ブランドの一貫性
は常に保つべきですが、動画マーケティングで色を慎重に選ぶと、強力な効

果が得られます。

話題に沿ったメッセージを心がける

　注視時間の長さは、動画の冒頭だけではそれほど重要ではありません。あなたのメッセージングが脱線してしまうと、あなたの価値提案を伝える前に、潜在的な患者が注意を払うのをやめてしまうかもしれません。プロモーションビデオを作成する前にストーリーボードを作成することが重要です。あなたの目標があなたの医療の専門知識と医療機関の価値について1つだけメッセージを伝えることであるならば、そのメッセージを薄めて、その価値からオーディエンスを引き離すようなことはしないでください。代わりに、動画全体にわたって、あなたのメッセージすべてを、ただ1つのポイントを焦点にしたものにしてください。

純正の映像ではなく、本物の映像を選ぶ

　可能な限り、医療機関の実際の映像や関連する医療映像を撮影してください。潜在的な患者は、キッチュ[10]なストックビデオを1マイル先からでも見つけることができるので、ライブラリが信頼できない企業の映像でいっぱいになっているような大手ストック会社は避けるようにしましょう。患者は本当のあなたを見たいと思っています——たとえカメラに映るのが不快に感じたとしても、信憑性があれば必ず勝ちます。B-roll[11]として使用するためによいストック映像が必要な場合は、Film Supply（www.filmsupply.com）のような質の高いライセンスサービスを試してみてください。

リアルな人がつながりを育む

　最後に、プロモーションビデオには、抽象的な概念だけでなく、ブランドを共感できる人を含める必要があります。説明のビデオやアニメーションは素晴らしいですが、本物のストーリーを語っている本物の人物は、オーディ

10　元来はドイツ語で、俗悪なもの、いんちきなもの、通俗的なお涙頂戴ものなどの意味。
11　B-roll（ビーロール）：動画素材をまとめた映像資料のこと。

エンスの注意を、他に何もできないくらいに惹きつけます。それが、動画が
プレーンテキストや画像よりも強力なコミュニケーション媒体である理由で
す。

　従業員だけではなく、実際の患者をあなたの医療機関に巻き込むことも有
効です。ソーシャルプルーフが効果的であることが証明されているのは、
オーディエンスが中立的な立場の人からあなたの価値を知ることができるか
らです。医師、オフィススタッフ、そして既存の患者のすべてを巻き込んで、
あなたの医療機関が、そしてあなたが行っている仕事を通じて積極的な変化
をもたらしていることをオーディエンスに確実に理解してもらうようにしま
しょう。

　医療機関のための素晴らしい動画コンテンツを作成するのは簡単なことで
はありませんが、それだけの価値はあります。これまで示してきた要素を動
画マーケティングに採り入れることで、動画が今日のデジタルの世界であな
たにもたらす多くの利点を活用することができます。戦略的に取り組み、上
記の要素を念頭に置くことで、動画の力で新規患者を惹きつける可能性は飛
躍的に高まります。

　しかし、医療機関のためにしっかりとした動画コンテンツを作成した後は、
それがあなたの医療機関にどのような効果をもたらすのかを知る必要があり
ます。あなたの努力は、新規の患者を引き寄せていますか。あなたのコンテ
ンツは収益に貢献していますか。

　コンテンツの有効性を知るためには、結果を測定する必要があります。そ
のため、これからはウェブサイト分析に目を向けていきます。

4　ウェブサイト分析を理解する

　ウェブサイトを改善し、将来の患者が求めているものを見つけられるようにしたいのであれば、ウェブサイトのパフォーマンスやユーザーがコンテンツとどのようにインタラクションしているかを理解するために、ウェブサイトにしっかりとした分析機能がなければ、何の意味があるのでしょうか。

　ウェブサイト分析の目標は、ウェブサイトのパフォーマンスを継続的に監視して、改善することです。つまり、将来の患者が毎日何人訪問しているか、どれくらいの時間滞在しているか、どのコンテンツに最も関心をもっているかなど、さまざまな点でウェブサイトがどれくらいうまく機能しているかを知る必要があるということです。この章では、いくつかのウェブサイト分析プラットフォームと、ウェブサイトが健全な状態を維持していることを確認するために追跡すべき主要な測定基準を探っていきます。

ウェブサイト分析プラットフォーム

　市場には、世の中で知られているほぼすべての指標を追跡・測定できる分析プラットフォームがいくつかありますが、最も重要な指標を追跡するために本当に必要なものはごく僅かです。最も人気のある（そして便利な）2つは、Google Analytics と CrazyEgg です。

Google アナリティクス

　Google アナリティクス（Google Analytics：GA）は、市場で最もよく知られた分析プラットフォームです。Google アナリティクスは、追跡したいと思うほぼすべての指標を提供しており、すべての分析ソフトウェアの父祖といえます。Google アナリティクスの機能は強固で、ウェブサイトへのトラッキングコードの組込みはとても簡単です。他の人がデザインしたウェブサイトをもっている場合、Google アナリティクスがすでにインストールされている可能性があります。

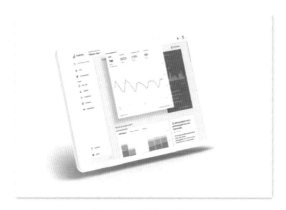

Google アナリティクス

　医療機関のサイトにトラッキングコードを組み込むと、Google アナリティクスでは、ユーザー、セッション、ページ読込み時間、直帰率、地理的領域、トラフィックツリーマップなど、サイトのパフォーマンスを測定および分析するためのツールが多数用意されています。

　Google アナリティクスを使用すると、ユーザーがウェブサイト上で何をしているかをリアルタイムで確認したり、想像しうるほぼすべての期間の指標を比較したりできます。さらに、ある期間の指標を過去の期間と比較して、さまざまなマーケティングやウェブサイトの取組みがどのように行われているかを確認することができます。

　Google アナリティクスを使えば、ウェブサイトのパフォーマンス追跡を驚くほど簡単に始めることができます──これは、ウェブサイトのパフォーマンスを確認するためにすべてのクライアントに定期的に使用することをお奨めするナンバーワンのツールです。ウェブサイトに強固な分析機能を追加してユーザーの行動を追跡したい場合は、Google アナリティクスが最適です。

　詳細は www.analytics.google.com をご覧ください。

CrazyEgg

　もう 1 つの人気のある分析プラットフォームは CrazyEgg です。

CrazyEgg はユニークで風変わりな名前ですが、真面目なソフトウェアプラットフォームで、ユーザーのアクティビティのヒートマップを作成することで、ユーザーがページ上のコンテンツとどのようにインタラクションしているかを正確に知ることができる強力な手段を提供しています。

Google アナリティクスを使用すると、ユーザーがどのページを訪問しているか、どのくらいの時間滞在しているか、どのリンクをクリックしているかなど、ユーザーがウェブサイトで何をしているかを見ることができます。

CrazyEgg を使えば、ユーザーがページのどこを見ているのか、ウェブサイトの各ビジュアル要素がどれだけ注目されているのかを正確に知ることができます。Google アナリティクスが主に統計と数値に依存しているのに対し、CrazyEgg はユーザーのアクティビティと興味の視覚的な表示に依存しています。

CrazyEgg を使用することで、写真、ビデオ、テキストコンテンツ、患者フォームなど、ウェブサイトの主要な要素の配置について A/B テストを行うことができます。これは、ページコンテンツのさまざまな断片を整理してレイアウトすることで、より高いコンバージョン率につなげるのに役立ちます。ホームページ上の予約リクエストボタンの最適な配置はどこでしょうか。ウェブサイト上の写真を変更すると、ユーザーの行動にどのように影響するか知りたいですか。CrazyEgg は、あなたがそれを見つけるのを助けてくれます。

詳細は www.crazyegg.com をご覧ください。

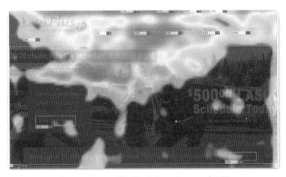

CrazyEgg で作成したヒートマップの例

主要なパフォーマンス指標

　ウェブサイトの分析に関しては、注目すべき重要業績評価指標（KPI[12]）が多数あります。以下のKPIは、注意を払うべきすべての指標の網羅的なリストではありませんが、ウェブサイトの健全性を"一目で"把握するのに役立ちます。最低限、これらのKPIを追跡することで、ウェブサイト上のユーザーの行動全体を正確に把握することができます。

訪問数と利用者

　訪問KPIは非常にわかりやすいものです。これは、一定時間内にウェブサイトにアクセスした訪問者数の測定値です。しかし、**訪問数**と**ユーザー**を比較する際に多くの人が混乱してしまいます——訪問数は、ウェブサイトへの個別のユニークな訪問が何回行われたかを示す尺度です。これは、リピートアクセスをユニークイベントとしてカウントします。一方、**ユーザー**は、あなたのウェブサイトを訪問した実際の人々の数だけをカウントします。誰かが週に5回あなたのウェブサイトに来た場合、これは5回のユニークな**訪問数**として表示されますが、それは1人の**ユーザー**としてのみカウントされます。

トラフィックソース

　患者がどのようにしてあなたのウェブサイトにたどり着いたかを知ることは、患者がウェブサイトに到着した後に何をしているかを知るのと同じくらい重要です。トラフィックソースページを参照することは、分析データを見るたびに実践すべき重要な習慣です。トラフィックソースページでは、ソーシャルメディアチャネル、電子メール、検索エンジンの結果から参照された患者数と比較して、あなたのウェブサイトに直接来ている患者の数を知ることができます。患者がどこから来ているかを知ることは、他のマーケティン

12　key performance indicator の略。アクセス解析では、目標値に対する状況を示す指標として扱われることが多い。

グチャネル（ソーシャルメディアや有料広告など）のパフォーマンスを測定
できる重要なKPIであり、トラフィックソースを円グラフで見ることがで
きることは、どのチャネルの強化に重点を置くべきかを評価するうえでとて
も役に立ちます。

地 理 的 領 域

　おそらくは、あなたの医療機関は、実際に来て診察を受けることができる
地域の患者をターゲットにしたいと考えています。シカゴで医療機関を経営
している場合、ニューヨークやロンドンからの患者を集めようとは考えてい
ないでしょう。もちろん、あなたのウェブサイトを訪れる患者を止めること
はできません（あなたのウェブサイトには、他の市場の人々にとって有益な
教育的コンテンツがあるかもしれません）が、あなたの地理的領域の中での
ウェブサイト訪問者数を知ることは、あなたのウェブサイトがどれだけ効果
的かを理解するための重要な第一歩です。市場からのトラフィックが思うよ
うに増えていない場合には、効果的なローカルSEOとローカルターゲット
広告を利用することで、これらの数字を高めることができます。

ブ ラ ウ ザ 技 術

　もう1つの重要な指標は、ブラウザ技術です。MacユーザーとWindows

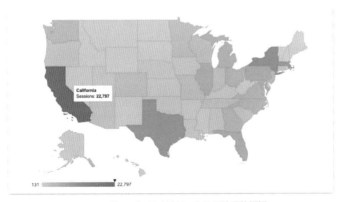

Google アナリティクスの地理的概観

ユーザーのどちらからどのくらいの人があなたのウェブサイトを訪問している
のでしょうか。デスクトップではなく、iPhone などのモバイルデバイス
でウェブサイトを閲覧している人はどれくらいいるのでしょうか。患者はど
のブラウザを使ってあなたのウェブサイトを閲覧しているのでしょうか。そ
してあなたのウェブサイトはこれらのブラウザ上で正しく表示されているの
でしょうか。最近のほとんどのウェブサイトは、99% の患者に正確かつエ
ラーなくコンテンツを表示することができますが、ブラウザとオペレーティ
ングシステムの間には常に特異性があります。患者がどの技術を使ってあな
たのコンテンツをオンラインで発見しているかを知ることは、すべての人に
よいオンライン体験を提供するために重要なことです。

直　帰　率

　ウェブサイトの直帰率とは、何人の人があなたのウェブサイトを訪問し、
その後、他のページをクリックすることなくサイトを離れたかを示す指標で
す。直帰率は単一ページの訪問を測定しますが、これは実際にはあまり役に
立ちません。したがって、目標は、直帰率をできるだけ低くすることです。
直帰率が低いということは、ほとんどの患者があなたのウェブサイトの 2
つ以上のページをクリックしていることを示しています。これは、患者があ
なたのウェブサイトでより多くの時間を費やし、より多くのコンテンツに興
味をもっていることを意味します。よって、より多くの情報を得るためにあ
なたの医療機関に連絡してきたり、あなたのブランドアイデアに好意的に
なって予約をしたりしてくる可能性が高くなります。

トラフィックツリーマップ

　トラフィックツリーマップは、ウェブサイト上でのユーザーの流れを視覚
的に表現したものです。ユーザーがあなたのウェブサイトを訪問したとき、
典型的にどのような経路をたどるのでしょうか。彼らがあなたのウェブサイ
トを最初にクリックしたとき、彼らはどのページに行き着きますか——そし
てさらに重要なのは、そこからどこに移動するのかということです。ウェブ
サイトのトラフィックツリーマップを使用することで、ウェブサイトのどの

ページまたはコンテンツが優れたパフォーマンスを発揮しているのか、どのページが遅れているのか、あるいはユーザーの興味を失っているのか、そして訪問者が実際にどのようにウェブサイトを移動しているのかを把握することができます。

ゴールコンバージョン

　予約のリクエスト、メールリストへの登録、オンラインでの商品購入など、患者に望ましい「目標」がある場合、Google アナリティクスのゴールコンバージョンを使用することで、コンバージョン率とその目標の達成度に関する明確なメトリクスを提供することができます。Google アナリティクスのゴールコンバージョンツールを使用すると、どのくらいの人がこれらの目的のアクションを実行しているかを把握し、コンバージョン率を高めるためにA/B テストを実行するのに役立ちます。

ウェブサイト分析で気をつけるべき 2 つのこと

　アナリティクスで最も一般的ないくつかの KPI を知ることに加えて、ウェブサイトが途中で調整が必要になった場合に備えて、何に注目すべきかを知っておくことも重要です。以下は完全なリストではありませんが、ウェブサイトのパフォーマンスを確実にするために定期的に監視すべき最も重要な測定基準のうちの 2 つをご紹介します。

直帰率の上昇

　直帰率の増加にはほとんどよいことはありません――それは、訪問者があなたのウェブサイトを訪れた後、他のページをクリックすることなく去っていくことを意味します。直帰率が上昇しているということは、訪問者があなたのウェブサイトに連絡を取ったり、予約を依頼したり、医療オプションの詳細を学んだり、目標とするコンバージョンを達成したりする可能性が低くなっていることを意味します。直帰率が異常に高い場合は、ウェブサイトに何か問題があり、訪問者を離脱させている可能性があることを示す指標とな

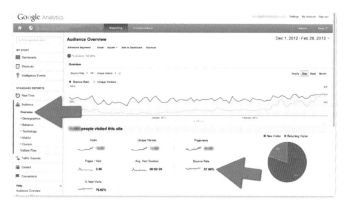

Google アナリティクスの直帰率

りますので、時間の経過とともに直帰率を把握しておくことが重要です。
Google アナリティクスで利用可能な他のツール（または CrazyEgg のよう
なサードパーティ製ツール）を使用することで、潜在的な患者が離脱してい
る理由を発見するのに役立ちます。

短 期 滞 在 時 間

　直帰率の増加に関連して、訪問時間が短いということは、ウェブサイトの
訪問者が探しているものを見つけられていないこと——あるいは、ウェブサ
イトのユーザビリティに問題があることを意味します。それぞれのウェブサ
イトで平均訪問時間は異なり、人々が何を探しているかによって異なります
が、ウェブサイトに費やしている時間が大幅に減少している場合は、懸念の
材料となります。

分析データの使用

　知識は力であり、ウェブサイトの分析に関する知識があればあるほど、そ
のデータを使ってよりよい判断ができるようになります。アナリティクス
データは、あなたのウェブサイトで実際に何が起こっているのか、ユーザー
がどのようにウェブサイトとインタラクションしているのかを示しています。

このデータを使って定期的に微調整や調整を行うことは、ウェブサイトの健全性を保つために不可欠です。

　直帰率が上昇していることに気づいていますか。ウェブサイトのヒートマップを参考にして、ユーザーが最も興味をもっているコンテンツを確認してみてください。ユーザーはあなたのウェブサイトを探索していますが、予約のリクエストなどのコンバージョン目標を達成していませんか。これらの目標を達成するために、広告の出し方やインセンティブを与える方法を試してみてください。このコンテンツを紹介するために使用できるよりよいレイアウトはありますか。

　潜在的な患者は、治療情報のページをほとんど見ていないのでしょうか。もしかしたら、あなたの最も評判がよい治療をウェブサイトのメニューに埋め込むのではなく、ホームページで紹介するときが来たのかもしれません。

―――――――――

　分析、A/B テストを使用し、定期的にウェブサイトに微調整を加えることは、健全でパフォーマンスの高いウェブサイトを維持するために不可欠です。あなたの側にデータがあれば、患者にサービスを提供し、ビジネス目標を実現するためのよりよい判断を下すことができます。データがなければ、ビジネス目標の達成に役立つ賢明なデータ駆動型の意思決定を行うことができず、暗闇の中をあちこちさまよい歩くことになります。結局のところ、分析ツールが存在するのはそのためです。

　基本的なウェブサイト分析とウェブサイトのレイアウトがユーザーの行動にどのように影響するかを見てきたので、次は、ユーザーのエンゲージメントを高めるためのもう１つの優れた戦術である**ライブチャット**に目を向けてみましょう。

5　より多くの患者に満足してもらうための
ライブチャットの活用

　ほとんどの患者は疑問をもっていますし、医師としてあなたは答えをもっています。しかし、質問するプロセスは患者にとっては苛立たしく、オフィススタッフにとっても時間がかかるものになる可能性があります。患者には同じ質問を何度も何度もする傾向がありますし、質問を適切に表現する方法がわからないのかもしれません。ウェブサイトでFAQを見つけるのが難しいかもしれないので、彼らの状態または提供するサービスについて疑問に思っている患者からの質問であふれかえってしまいます。

　医療機関では、患者の質問に効率的かつ親切に答えようとする姿勢はありますが、患者からの質問や懸念事項に対応するのは大変な仕事であり、特に毎日同じ質問を受ける場合には大変です。

　多くの人は電話をするのを嫌がるもので、特にミレニアル世代や若い世代の人はそうです。他の人にとっては、質問がすぐできる（あるいはすぐに必要なものがある）ため、メールで医療機関に連絡したり、回答を待つのに何日もかかったりということはないかもしれません。患者は迅速な回答を求めており、患者満足度を向上させるための重要なポイントは、患者が求めている回答をタイムリーに提供することです。

　あなたのウェブサイトで、患者が質問の答えを簡単に見つけられるようになっていなければ、あなたは患者の役に立ち、彼らの信頼を構築する貴重な機会を逃しています。強固なFAQを利用することで、オフィススタッフの効率を高めることができますが、FAQページのような一般的に使用されているツールよりも優れた技術の1つとして、ライブチャットがあります。

なぜライブチャットなのか？

　あなたは、これまでに、ライブチャットを使用したウェブサイトに出会ったことがあるでしょう。ライブチャットウィンドウは、通常、画面の右下隅

にあり、誰かがあなたに挨拶して、質問があるかどうかを尋ねてくることがあります。電子メール、「お問合せ」フォーム、またはサポートチケットのような非同期のコミュニケーション形態とは異なり、ライブチャットは、オフィススタッフが、リアルタイムで患者とやり取りすることを可能にします。

ライブチャットは、患者がリアルタイムに質問の回答を得られるだけでなく、ウェブサイトをよりフレンドリーにし、魅力的なものにします。それこそが、長期にわたって患者の信頼を築くすべての要因なのです。

なぜメールではないのか？

まあ、電子メールは素晴らしい技術ですが、それは必ずしも患者が質問に答えてもらうのを助けるための最良の方法とはなりません。お問合せフォームからのメールは山積みになる傾向があり、オフィスのスタッフは問合せへの回答に多くの時間を費やすことになります。また、お問合せフォームは特にスパムやボットが受診トレイを詰まらせる可能性が高く、医療機関のメールシステムが適切に設定されていないと、メールがスパムフィルターに簡単に引っかかる可能性があります。これは、オフィススタッフの仕事を増やし、患者が質問の回答を得るまでの待ち時間が長くなることを意味します。

電子メールとは異なり、患者と医療機関双方がライブチャットの恩恵を受けます。患者はより迅速に質問への回答を得ることができ、医療機関はオフィス内の効率を合理化し、患者が必要とする回答を得ることができるようになります。

ライブチャットのメリット

患者のエンゲージメントの向上

あなたのウェブサイトにアクセスしている患者は、本物の人間が"電話応対をしている"、（いわば）チャットをして、リアルタイムで質問に答えてくれる人がいることを知ると、関心をもつ可能性が高くなり、サイト上でより

多くの時間を費やすことになります。これは、ライブチャットが押し付けがましいという意味ではありません。むしろ、ウェブサイトをマーケティング目的のためだけの不毛な環境のように扱わず、患者と関わりをもち、質問に答え、よい経験をしてもらうことに興味をもっていることを患者に示しています。ほとんどの患者は、質問への迅速な回答を得るためにライブチャットを使用しますが、予約を取るための優れたアウトリーチツールでもあります（以下で説明します）。ある医療機関が、患者が使いやすいライブチャットの仕組みをもっていると、どれだけ多くの患者がその医療機関に関心をもつかに驚くでしょう。

予約を取るためのサービス

あなたのウェブサイトには患者のスケジューリングシステムがあるかもしれませんが、電話でのみ予約を受けることを好むかもしれません。ライブチャットを使うと、スタッフに、直接ライブチャットで予約をスケジュールしたり、患者が自分でそれらを見つけようとするのではなく、あなたの予約リクエストフォームと問診票に患者を誘導したりする機会を与えることができます。

事前にフォームに記入し、予約の準備がすべてできている患者は、オフィス内の効率化につながります。また、ライブチャットソフトによる患者の教育とリソースの提供は、そのプロセスの促進に役立ちます。最終的な結果は、あなたの医療機関にとっての、より多くの患者の予約とより多くの収益です。

オフィススタッフの貴重な時間を節約する

多くのライブチャットシステムは、よくある質問への自動応答と「返信応答文」を提供しており、オフィススタッフがより効果的に時間を使うことができます。よくある質問に答えることができたり、ボタンを押すだけで、患者にクイックリンクやより多くの情報を提供したりすることで、オフィススタッフは、オンラインでの最小限の労力で、患者を魅了し続けることができます。ほとんどの FAQ ページや従来の電子メールシステムは、この機能を提供していませんが、ライブチャットを使用すると、オフィススタッフは、

時間を節約しながら、患者が探している有用な情報を患者に提供することができます。

自動「不在」メッセージ

　誰かがあなたのウェブサイトを訪問し、チャットを介して質問をしたときに、医療機関が閉まっているか、スタッフが昼休みを取っている場合、ライブチャットが、自動的に「不在」メッセージを送信することができます。これらのメッセージは、患者にメッセージを受信したことを知らせますが、すぐに応答を期待してはいけないことも知らせます。さらに、多くのライブチャットシステムは、スタッフが不在の場合、電子メールでフォローアップを受信できるように、電子メールアドレスを入力するオプションを訪問者に提供しています。これは、スタッフと患者双方にとって便利なだけでなく、別の接点に関係を進めることで信頼関係を構築する機会をあなたの医療機関に提供してくれます。

訪問者のセグメンテーションとターゲットを変える機会

　ライブチャットは、患者の質問に答えるのに役立つだけでなく、あなたのウェブサイト上で患者体験をカスタマイズするために使用できる強力なデータを提供することができます。ほとんどのライブチャットでは、ユーザーがどこからあなたのウェブサイトを見ているか、どのようなデバイスを使用しているか、また、初めてあなたのウェブサイトに来ているか、または以前に訪問したページに戻っているかを見ることができます。このリアルタイムデータは非常に強力です。

　さらに、一部のライブチャットは、フォームのダウンロードや特定のページの表示など、サイト上での行動に応じて、特定のウェブサイトの訪問者を「タグ付け」することができます。これらのインサイトによって、特定の訪問者をターゲットにしてプロモーションを提供したり、行動に基づいて体験をカスタマイズしたりすることができます。ライブチャットを利用することで、よりよいマーケティングの意思決定を行い、よりよい患者体験を提供するために、より多くのデータを得ることができます。

ページごとの挨拶のカスタマイズ

　ほとんどのライブチャットでは、患者が訪問しているウェブサイトのページに応じて、患者に表示される挨拶をカスタマイズすることができます。例えば、あなたのホームページを閲覧している患者に「何かご用ですか？」といった一般的な質問をすることができます。一方で、「資金調達について何か質問はありますか？」といった、より的を絞った質問を、財務情報を探している患者にのみ適用することもできます。あなたのウェブサイト上に異なる手順やサービスの提供に特化したページがある場合は、その違いを強調し、ターゲットを絞った質問をすることで、これらのページ全体のエンゲージメントを強化することができます。これらの機能により、ウェブサイトの訪問者をより効率的にターゲットにしてエンゲージメントすることができ、時間を節約し、患者にとってよりよい体験につながります。

おすすめのライブチャットプロバイダ

インターコム

　インターコムは、世界最大かつ最も強力なライブチャットシステムの1つです。ライブチャット、カスタムグリーティング、不在メッセージ、電子メール収集、さらには（選択したプランによっては）一部の電子メールマーケティングツールまで提供しています。インターコムは、ライブチャットだけでなく、リード管理、ナレッジベースソフトウェア、カスタムボットを含むように、過去数年間で製品を大幅に拡大してきました。インターコムは、ウェブサイトに簡単に実装することができ、柔軟なカスタマイズが可能ですが、必要な機能によっては少し割高になることがあります。

　詳細は www.intercom.com を参照してください。

Zoho SalesIQ（ゾーホー・セールス IQ）

　ライブチャットにあまりお金をかけたくない場合、Zoho SalesIQ がイン

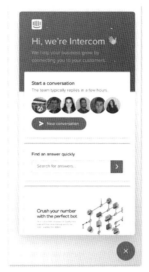

インターコムチャットの例

ターコムに代わる安価な方法です。Zoho の機能セットはそれほど強固ではなく、メールマーケティングツールを提供していません――ライブチャットと訪問者のスコアリングのみです。しかし、Zoho はリーズナブルな価格で優れた機能を提供しています。このソフトウェアは、ウェブサイトに簡単に統合できるので、すぐに立ち上げて実行することができます。

　詳細は www.zoho.com/salesiq を参照してください。

Podium

　最後に、私たちのお気に入りのライブチャットソフトは Podium です。インターコムや Zoho SalesIQ とは異なり、Podium は、レビューやフィードバックスコアリングなど、ライブチャット以外の医療機関に役立つツールをいくつか提供しています。さらに、Podium では、ウェブサイトの訪問者がオンラインでチャットしたり、テキストメッセージングを使って外出先で会話をしたりすることができます。また Podium は、ネットプロモータースコア（NPS）やその他の戦術を使用して、患者にレビューを求めたり、ウェブサイト上でフィードバックを提供してもらったりするための方法も提

供しています。

　詳細については、www.podium.com を参照してください。

―――――――――――

　ここでは、医療機関がより効果的に患者と関わるためにライブチャットを利用する理由を見てきましたが、新規患者を惹きつけるために、医療機関ウェブサイトのもう1つの重要な部分であるコンテンツマーケティングに注目します。

6　医療機関でのコンテンツマーケティング

従来のマーケティングが常に機能するとは限らない理由
——代わりに何をすべきか

　非常に多くの医師やマーケティング・ディレクターが、大量のメールリストを購入したり、ウェブサイトから平文でメールアドレスをスクレイピングしたりすることが、新規患者を見つけてサービスをマーケティングするための効果的な方法だと考えています。残念ながら、彼らは間違っています。もしあなたのサービスを最も必要としている人たちにリーチしたいのであれば、新しい考え方を採用する必要があるでしょう。

　他のビジネスと同じように、医療機関もマーケティングの状況変化の影響を受けており、そのために患者との新しいつながり方を採り入れようとしています。（正しく使われている）電子メールは患者との関わりを深めるための効果的なツールですが、他にもマーケティング担当者の注意を引くに値する戦略がいくつかあります。この章では、あなたの医療機関に新規患者を惹きつけるための最良の方法の1つであるコンテンツマーケティングについて説明していきます。

　コンテンツマーケティングとは、リードを生成し、新規患者をあなたの医療機関に惹きつけることを目的として、ブログ記事、情報提供ビデオ、写真、インフォグラフィックスなどのコンテンツを、あなたのオーディエンスに共有するプロセスのことです。最高のコンテンツマーケティングは、教育を行い、価値を提供し、最終的には興味をもった人々を本当の患者に変える真のつながりを形成することを目指しています。

購入者の旅のあらゆる段階で教育に努める

　マーケティングにインパクトを与えたいのであれば、非常に優れたコンテンツが必要です。コンテンツを作成するうえでの優れたニュースとは、それがうまくまとめられ、よく研究されていれば、「エバーグリーンコンテンツ」

（メールマガジン、ブログ、ソーシャルメディアなど、異なるチャネルで何
度も再利用してシェアできるコンテンツ）として機能できるものです。本当
に役立つコンテンツにするためには、コンテンツは、うまくまとめられてい
て、オーディエンスに関連性のあるものでなければなりません――コンテン
ツだけを並べてインパクトを与えることは期待できません。

　複数の「購入者ペルソナ」や、異なる段階にいる可能性のある潜在的な患
者のためにコンテンツを書くことを恐れてはいけません。患者の中には、今
年中にレーシック手術を受けることをすでに決めていて、プロバイダを調査
するだけの人もいれば、少し躊躇していて、もっと情報を必要としている人
もいます。バイヤージャーニー[13] のさまざまな段階で患者を教育するための
コンテンツを書くことは、患者がどこにいてもあなたに興味をもってもらえ
るようにするための優れた戦略です。これらのトピックについては、リード
マグネット[14] とセールスファネル[15] の章（第11章）で詳しく説明します。

大規模な電子メールリストを購入する必要はない
――代わりにニュースレターを利用する

　大規模な電子メールリストは機能しないと述べましたが、よりよい戦術は、
定期的に（週に1回、月に1回など）送信し、患者を教育し、患者にとっ
て信じられないほどの価値を提供するメールマガジンを作成することです。
優れたコンテンツを作成することは、多くの医療機関にとって簡単なことで
はありませんが、投資する価値はあります。調査によると、これらの取組み
によって大きな成果が得られるはずです――メールマーケティングに1ド
ル費やすごとに、平均ROIは43ドル以上になります。

13　プロスペクト（見込み顧客）が新しい製品やサービスを知り、比較検討を実施して購入を決断
するまでにたどる一連のプロセスを指す。
14　リード（lead）は見込み顧客、マグネット（magnet）は磁石。見込み顧客を集める磁石のこと
であり、名前、メールアドレスなどの個人情報を集めるためのコンテンツや試供品のこと。
15　セールスファネル（sales funnel）：ターゲット顧客を定義のうえ、見込み顧客にリーチし、商
品・サービスを購入してもらい、さらには優良顧客せしめるプロセスをそれぞれの段階で分解し、
漏斗（じょうご、ろうと＝funnel：ファネル）に例えたもの。

　メールマガジンは、患者との関係をより強固なものにするための優れた方法です。つながりの力を過小評価してはいけません――これまで見てきたように、私たちがブランドとのつながり、親しみ、快適さを感じるためには、ブランドと、平均で7つの「タッチポイント」が必要だという調査結果があります。潜在的な患者があなたの医療機関に対してより多くの「つながり」を感じれば感じるほど、彼らは医師を探しているときにあなたを選ぶ可能性が高くなります……そして、メールマガジンは、つながりを維持するための優れた方法です。

オンラインで何かをシェアする理由の心理

　インターネットは本質的にソーシャルなものです。Facebook の投稿やツイートストーム[16] から、バイラルな YouTube 動画や、お母さんがメールで送り続ける記事まで、私たちはみんなシェアすることが大好きです。

　しかし、なぜ私たちはオンラインで発見したり、読んだり、見ているコンテンツをシェアするのでしょうか。何が私たちにシェアボタンをクリックして、ただ見つけただけのものを友人や同僚にスパムさせるのでしょうか。私たちが見つけた面白い猫の画像がクチコミで拡がり、それに加わることを本当に期待しているのでしょうか（後はわかるでしょう）。それとも、シェアするという行為は、私たちの中に生まれつき備わっているものなのでしょうか。

　これらの疑問に答えるために、なぜオンラインでコンテンツをシェアするのか、なぜそれが重要なのか、そして医療機関をマーケティングする際にこれらの心理原則をどのように有利に活用できるのか、その心理を探ってみましょう。

16　一般的には、多くの Twitter のユーザーが特定の話題に関するツイートを一斉に投稿し、その話題で Twitter を席巻すること。

私たちはプロセスをシェアする

　オンラインでのシェアは、私たちが情報をどのように処理し、管理するかに影響を与えています。2011 年のニューヨークタイムズのカスタマーインサイトレポートによると、4 人中 3 人（73％）が、情報を他の人とシェアした結果、より深く、徹底的に、思慮深く情報を処理するようになったと報告されています。

　さらに、5 人中 4 人以上（85％）の人が、シェアしたコンテンツに対する反応を見て、より深く情報を理解し、処理できるようになったと回答しています。これらの数字から、多くの人がコンテンツをシェアする目的は、情報を処理したり、周りの人の意見を聞いたりするためであることがわかります。ただし、コンテンツをシェアする理由は人によって大きく異なります。

「共有者」の 5 つのタイプ

- **利他主義者：**このような人々は、主に、価値あるコンテンツを周囲の人々に提供し、彼らが気にかけていることを知ってもらいたいという義務感に動かされています。また、利他主義者は、自分たちが信じている理念やブランドについての言葉を広めたいという欲求にも動かされています。このグループは利己的な動機はあまりありませんが、シェアしたものが受け取られ、高く評価されたことを知っている可能性が高いです。
- **出世第一主義者：**個人的および仕事上の人脈の強力なネットワークを構築することに焦点を当てている出世第一主義者は、実行可能な方法でコンテンツと人を結び付けることを好みます（そして、それによって自分の功績を認められることを楽しみます）。彼らはシェアすることで、議論や討論を生み出し、有益な提言を引き出します。
- **ブーメラン：**ブーメランは、主にシェアから得られる反応に刺激を受けて、話題をかき乱したり、議論を始めたり、たくさんのコメントや「いいね！」を生成したりすることを好みます。ブーメランにとって、否定的な反応はまったく反応がないよりもよいものです。
- **コネクター：**コネクターにとってのシェアとは、互いの経験を共有し、

つながりを保つことです。コネクターにとってシェアとは、単にコンテンツを配布することではなく、シェアされたコンテンツベースの体験に他のユーザーを巻き込むことなのです。コネクターは、買い物やレストランのクーポンなど、人と人とを結び付けるものをシェアし、同じ考えをもった人たちと新しいつながりを作るために共有することが好きなのです。

・セレクティブ：このセグメントは、特定の人にとって価値があると思われる情報を、受信者が自分で見つけられなかったと思う場合にのみ、共有します。共有するものに投資された時間と配慮を考えると、セレクティブは、自分が見つけたコンテンツに受信者が反応し、感謝の意を表すことを期待しています。

シェアする人のタイプが違うだけでなく、人々がコンテンツをシェアする主な理由は5つあります。

1. 価値のある、啓発的で楽しいコンテンツを、大切な人たちの生活に届けるため
2. 自分自身を明確にするため
3. 人間関係を成長させ、養うため
4. 自己実現
5. 彼らが信じている理念についての言葉を広めるため

シェアすることが人間である

消費者は、有益な、啓発的な、あるいは単なる娯楽的な、素晴らしいコンテンツに出会うと、本能的に共有したいと感じます。

・3人中2人（65%）が、価値ある情報を見つけたときには、それを共有しなければならないと感じている。
・5人中3人（58%）は、オンラインでの情報共有をやめるのは難しいと

　答えている。
・4人中3人（76%）がシェアすることは情報を見つける楽しみの半分であると答えているように、実際、情報を学び発見するという行為は、情報を共有することと切り離せないものである。

　したがって、テクノロジーによって、消費者はより多くのコンテンツをより多くの人とより頻繁に共有できるようになりましたが、共有したいという衝動や共有することの楽しさは、私たちの生活の中で重要な部分を占めています。感情コンテンツの性質は、コンテンツが共有される理由、共有される方法、共有する人のタイプに深く影響します。人々にコンテンツを共有するインセンティブを与えてマーケティングを最大限に活用するためには、以下の原則を考慮してください。

つながりを受け入れる

　ブランドとだけではなく、互いにつながりをもちたいという顧客の動機をアピールしましょう。たとえあなたがビジネスを代表しているとしても、人と人とのつながりを受け入れることで、より信憑性のあるストーリーを伝えることができ、そのストーリーはオーディエンスの心に響き、共有される可能性が高くなります。

信頼は不可欠

　もし人々があなたのブランドを信頼していなければ、あなたのストーリーを共有する可能性は低くなります。誰かを騙してあなたのコンテンツをシェアさせようとするのではなく、シンプルに価値を提供し、シェアするかどうかは彼ら自身で決めさせるようにしましょう。

シンプルにする

　最もシンプルで本物のストーリーが勝つ。複雑すぎる話をすることで物事を複雑にしようとしないでください。最高の物語はそれ自体を物語っています。

コンテンツマーケティングのアウトソーシング

　初めてコンテンツマーケティングを始めようとしている人にとっては、大変なことだと思われるかもしれません。おそらく、あなたのチームは、患者の訪問、管理業務、医療機関運営のプレッシャーの中で、多様な業務を任されているので、時間を見つけるのは難しいでしょう。

　小さな医療機関ですか。スタッフの中にマーケティングに特化した人がいないのではないでしょうか（あるいは、その仕事はあなたの肩にかかっているかもしれません）。また、医療機関として十分な規模であっても——そして幸運にも——専任のマーケティングスペシャリストを雇っていたとしても、彼らにより多くの職務を与えることは現実的ではないかもしれません。そのため、コンテンツマーケティングのアウトソーシングを検討すべきなのです。

　コンテンツマーケティングを始めていない人からは、さまざまな理由を聞くことがあります。

- 「コンテンツマーケティングが何に役立つのかを十分に理解していなかった。」
- 「品質の問題を恐れていました……どうすればコンスタントに高品質なコンテンツを作れるのか。」
- 「高いのではないか。」

　もしあなた自身がそのような疑問をもったことがあるなら、次の統計を見てください。

- コンテンツマーケティングのリーダーは、コンテンツマーケティングを実践していない人の 7.8 倍のトラフィックを経験している。
- 平均すると、コンテンツマーケティングのコストは従来のマーケティングよりも 62% 低く、リードの生成数は約 3 倍になる。

ステップ1：コンテンツマーケティングプラン

　効果的なコンテンツマーケティング戦略を実践する前に、適切な基礎を築く必要があります。最初のステップは、コンテンツマーケティングプランを作成することです。

　優れたコンテンツマーケティングプランは、最終目標（「私たちの医療機関では、今後6ヶ月間に新規患者の訪問数を20%増加させたい」）から始まり、逆算的に、オーディエンスの心に響き、最終目標を達成するための手助けをしてくれるストーリーやコンテンツを開発していきます。コンテンツマーケティングプランでは、（特に）以下のことを詳細に記述する必要があります。

- 販売しようとしているサービス（レーシックなど）
- ターゲット層とその嗜好（社会経済的地位、ライフスタイルの嗜好、どのソーシャルメディアプラットフォームを活用しているか、時間とお金の使い方など）
- どのような種類のコンテンツとインタラクションする傾向があるか（動画、長文コンテンツ、インフォグラフィックなど）
- シェアするコンテンツのカテゴリー（情報／教育、ユーモラスなど）
- このコンテンツを彼らとシェアする頻度、など

　これらは、優れたコンテンツマーケティングプランの要素の一部にすぎず、考慮すべきことは他にもたくさんあります。コンテンツマーケティングプランは、詳細であればあるほどよいものです。結局のところ、よい設計図と堅固な基礎なしに立つ家を建てることは期待できないのです。

ステップ2：アウトソーシングオプションの調査

　コンテンツマーケティングの次のステップは、アウトソーシングの選択肢を考えることです。これを行うには基本的に、フリーランサーとエージェンシーという2つの選択肢があり、それぞれに長所と短所があります。

　フリーランサーは、より費用対効果の高いオプションを提供できますが、結果は異なる場合があります。多くの医療機関で、フリーランサーのコンテンツの品質と一貫性に問題を抱えていました。あなたの医療機関のために一貫してよいコンテンツを作成できる有能で多産なフリーランサーを見つけられた場合、彼らはおそらく高い需要があるでしょうから、それらを維持するためにできることは何でもしてください。

　もう1つの留意すべき点として、眼科のようなニッチ産業では、コンテンツのニーズは非常に特殊です。そのようなニッチのためのコンテンツを生産する誰もが、彼らが実際に書いているものを知るために領域の専門知識が必要になりますので、それは考慮すべき要因になります。この業界特有の知識は、よいコンテンツを制作できるフリーランサーを見つけることをさらに困難にする可能性があり、ある程度の手間をかけるためにあなたの側により多くの努力が必要であることを意味します。

　多くの人にとって、エージェンシーを雇うことはより魅力的なオプションです。エージェンシーはフリーランサーよりも高額になることがありますが、必ずしもそうとは限りません。しかし、フリーランサーとは異なり、オーディエンスの心に響くメッセージやストーリーを見つけることができれば、エージェンシーはすぐにコンテンツ制作をスケールアップすることができます。

　また、コンテンツマーケティングのコストは従来のマーケティングよりも62%低く、リードの生成量は約3倍になることを覚えておいてください。よって、たとえ外部委託されたコンテンツマーケティングへの支出を拡大しても、リードと新規患者の増加が見られる可能性が非常に高くなります。その結果、何倍もの利益を得ることができます。

　手に入れるコンテンツの質が心配ですか。このすべてがおかしいと思いますか。そんなことはありません。マーケティング担当者の64%がライティングを外注していることが判明しました。

ステップ3：システムの作成

　アウトソーシングしたコンテンツマーケティングを管理するために作成す

るシステムは、誰を選んでコンテンツを作成するか（フリーランサー対エージェンシー）、最終的な目標は何か（新規患者の獲得、認知度の向上など）、その他のあらゆる要素によって異なります。

　ここでエディトリアルカレンダーの出番です。エディトリアルカレンダーは、コンテンツマーケティングプランに記載されている目標と調査結果を基に、どのくらいの頻度でコンテンツをプッシュするか、どのようにシェアするか、そして遅れないようにたくさんのコンテンツでパイプラインをどのように埋めるかを決定することで、それらを実行に移すことができるようになります。

　コンテンツの投稿や共有をスケジューリングして自動化することも、管理可能なコンテンツマーケティング戦略を作成するうえでもう1つの重要な部分です。必須ではありませんが、コンテンツマーケティングの多くの側面を可能な限り自動化できれば、あなたの日課をかなり簡略化できます。スケジューリングと自動化ツールは、エージェンシーがコンテンツマーケティングサービスの一部として提供できる追加のアイテムです。

ステップ4：コンテンツの進行状況を追跡する

　コンテンツマーケティングは、スケールアップして目に見える結果を確認するのに時間がかかることもありますが、人生においてやりがいのある何かと同じように、時間がかかることもありますし、確実に実施する価値もあります。

　そこで、進捗状況を追跡することが重要になります。理想的には、コンテンツマーケティングプロバイダがあなたと協力して、ビュー、クリック率、ソーシャルメディアのリーチなどといった、公開したさまざまなコンテンツのリーチを把握する必要があります。

　コンテンツマーケティングへの投資のROIを決定するには、進捗状況を追跡することが不可欠です。可能な限り最高のROIを得たいのであれば、一貫性が重要です。経験豊富な最高のコンテンツマーケターであっても、質の高いコンテンツを一貫して作成している人にはかないません。

　簡単なことです。最も一貫してコンテンツを制作している医療機関が勝つ

のです。彼らは、たまにコンテンツを共有する（またはまったくしない）人よりも、より多くの患者を集め、ビジネスを成長させるでしょう。

―――――――――

　これまで、ウェブサイトの重要性、ビジネス目標を達成するためにその成功を分析する方法、ライブチャットと強固なコンテンツマーケティングを介してより多くの患者を惹きつけ、魅了する方法を探ってきましたが、最も強力なツールの１つ――そして最も理解されていないものの１つ――オンラインマーケティングの武器、すなわち SEO に目を向けます。

Part **II**

検索エンジンの
最適化による
認知度の向上

7 　なぜ SEO が重要なのか

　ホームページをもっている方なら、この魔法の 3 文字を間違いなく 100 万回は聞いたことがあるでしょう。SEO——検索エンジン最適化です。

　SEO の力を理解し、そして活用することは、現代のウェブの聖杯のようなものです。しかし、多くの人がそれを理解していません。もしあなたが SEO を効果的に実行する方法を探求するのに時間を費やしたならば、おそらく千もの異なる意見やさらに多くの「ベストプラクティス」を聞いたことがあるでしょう。それらの多くは互いに衝突する可能性が高いです。

　この章では、SEO とは何であるか、何がそうではないのか、何が今日最も効果的に機能するのか、そしてそれが医療機関のウェブサイトにどのように関係しているのかを見出すのを助けることによって、SEO を取り巻く謎のいくつかを明らかにします。

SEO とは何か

　SEO とは、検索エンジンの無課金結果（多くの場合、「自然」「オーガニック」、または「獲得した」結果と呼ばれます）におけるウェブサイトやウェブページの認知度に影響を与えるプロセスです。ほとんどの SEO 戦略は、キーワード、画像、リンク、ソーシャルメディアアクティビティの組合せを利用して、特定のウェブサイトにトラフィックを誘導し、これらのすべてが検索エンジンの検索結果で特定のウェブページを上位に表示するように設計されています。

　SEO とは、検索エンジンがあなたのウェブサイトにあるコンテンツを見つけ、ユーザーに対してあなたのコンテンツを検索結果の上位にするように、体系的にコンテンツを提示する方法です。検索エンジンがあなたのウェブサイトコンテンツを見つけるよりもさらに重要なことは、優れた SEO 対策は、検索エンジンの欲求よりもユーザーのニーズを優先させることです。

　SEO は 2 つの主要な要素を組み合わせています。ウェブサイトそのもの

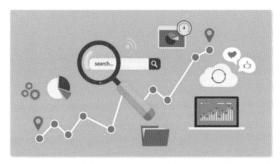

SEO 対策は、医療機関がより多くの患者を獲得するためのカギ

と、ウェブサイトを指しているインターネット上のリンクです。これらを総称して、それぞれオンページ SEO とオフページ SEO と呼ばれています。あなたのウェブサイトを最適化し、検索エンジンが閲覧・インデックス登録しやすいようにすることで、ユーザーが検索を行った際に Google や他の検索エンジンがあなたのコンテンツを表示する可能性を高めます。

　優れた SEO 対策はあなたのウェブサイトだけに留まりません。インターネット上の他のウェブサイトがあなたのウェブサイトにリンクしている数を知り、その数を時間経過とともに増やしていくことで、あなたの「影響力」を高め、Google や他の検索エンジンがあなたのウェブサイトを検索エンジンのランキングで上位に押し上げる要因となります。

　オンページ SEO ／オフページ SEO には、多くのことが含まれています。しかし、どのようにして優れたオンページ SEO ／オフページ SEO をウェブサイトに実装するかを理解するためには、まず、SEO ではないものを調べる必要があります。

SEO ではないもの

　優れた SEO の実践には多くの神話や都市伝説がありますが、SEO とは何か、SEO ではないものは何かを理解している人はほとんどいません。

・魔法の弾丸または包括的なソリューション

・検索エンジンランキングで 1 位を確実に獲得する方法
・ウェブサイトへのトラフィックを瞬時に増加させるオーバーナイト戦術
・「システムを打ち負かして」、より高い成功を収める方法

　Google や他の検索エンジンは、文字どおり何百万ものマン・アワーと数十億ドルを費やして、ユーザーの検索に最も関連性の高いコンテンツを識別し、ユーザーに最適な結果を表示する高度なアルゴリズムを開発してきました。あなたはそれを回避して、誰かがインターネット上で 19.95 ドルの簡単な 5 回の支払いであなたに売ったいくつかの新しい SEO の「トリック」または「確実な方法」で一夜にして成功を手にすることはできないでしょう。

SEO 対策の仕組み

　検索エンジンについて少し考えてみましょう。検索エンジンは実在の人物ではありませんが、それでもウェブサイトに存在するコンテンツを判断し（これを、ウェブサイトを「クローリング」するという）、コンテンツを分類してファイル化し、ユーザーが検索したときに、それに関連する可能性のあるコンテンツ（例えば、フレーズ、企業名、画像検索など）を表示しなければなりません。
　優れたオンページ SEO 戦略は、コンテンツに焦点を当てています。優れた SEO は、次の 2 つのことを確実にするために、さまざまな取組みを行います。

1. 検索エンジンは、コンテンツを分類するための機会を可能な限り多くもっていること。
2. ユーザーが同じようなトピックを検索したときに、そのウェブサイトが検索結果の最上位に表示される可能性が最も高いこと。

　優れた SEO 戦略とは、ウェブページ上にキーワードが豊富なコンテンツを配置したり、他のウェブサイトや他のページへのリンクを自社のウェブサ

イト内に配置したり、画像やグラフィック要素に説明タグを活用して検索エンジンが画像の内容を理解できるようにしたり、などです。

　簡単そうに見えますよね。ただ、あまり不変ではありません。SEO は大きく変化するからです。

以前は何をしていたのか

　過去には、インターネット上では、わずかな手ごわいスパムから完全なスパムまで、数十の「ベスト SEO プラクティス」が見られました。SEO という造語が最初に作られたとき、ほとんど何でもうまくいきました——もしあなたが自分のウェブサイトから千もの異なるウェブサイトにリンクすることができれば、あなたはあっという間に Google で 1 位になるでしょう。これらのスパム的な行為はさまざまなカタチで行われ、それらはすべて「ブラックハット SEO」に分類されます。ここでは、最も一般的なブラックハット SEO の戦術をいくつか紹介します。

キーワードスタッフィング

　キーワードスタッフィングとは、ウェブデザイナーがウェブページにキーワードをオーバーロードして、検索エンジンがウェブ検索で関連性のあるページとして読まれるようにするために使用する SEO テクニックでした。

見えない文字

　もう 1 つのブラックハット SEO の手法は、より多くのキーワードを入れて検索エンジンに発見される可能性を高めるために、白いページの上に白いテキストを追加することで、テキストを「見えない」ようにすることでした。ページの背景に溶け込んでいるため、ユーザーはそれを見ることはありませんでしたが、検索エンジンはコードを読み、テキストを拾い上げ、検索結果に表示されるようにファイルしておくことができました。

ドアウェイページ

　ドアウェイページは、検索エンジンのランキングで上位表示を得ることを目的として特別に設計されたウェブページです。出入り口は、検索エンジンがピックアップするキーワードやフレーズを含むことで、検索エンジンの注目をキャプチャすることを意図していました。多くの場合、ドアウェイページには、特定のキーワードやフレーズの出現でページをロードするために隠しテキストが含まれています。

関連のないキーワードを追加

　もう1つの方法は、関係のないキーワードを追加して、ユーザーがまったく関係のないものを検索した場合でも、特定のウェブサイトに出くわす可能性を高めることでした。

ページスワッピング

　これは、検索エンジンでランク付けされた後にウェブページを完全に変更し、検索エンジンを"騙して"無関係な結果のウェブサイトを表示させようとしたことに関係しています。

　これらの方法は、「システムをゲームにして」ページ1位（または念願のNo.1スポット）を獲得するための手っ取り早く、または簡単なトリックのように見えるかもしれませんが、もう通用しません。このような方法を使用していたウェブサイトの増加に対応して、Googleは（ユーザー体験のために）アルゴリズムを大幅に変更し、ページ1位のステータスをもつサイトへの報酬を停止するだけでなく、こうした戦術を利用したウェブサイトにペナルティを科すことにしました。Googleは検索エンジンのアルゴリズムを年に200回以上変更していると推定されています。これらの変更の多くは、何十億人ものユーザーに最高のコンテンツを提供するための軽微な調整ですが、Googleがこのようなスパム的なブラックハット行為に対抗しようとしているために、いくつかの変更が行われているのです。

今日のベスト SEO プラクティス

　SEO は死んだわけではありません。完全で包括的な SEO 戦略を形成し、素晴らしい結果を得るために利用できる多くのベストプラクティスがまだ存在します。これらには、モバイルデバイスでも動作するレスポンシブウェブサイトをもつこと、ウェブサイトにキーワードが豊富な本文コピーを追加すること、ソーシャルメディアのプロフィールをウェブサイトにリンクすること（そして定期的に投稿すること）、画像やその他のグラフィック要素に記述子タグを使用すること、および外部のウェブサイトとウェブサイト内の他のページの両方にリンクすることなどが含まれます。

　結局のところ、検索エンジンがあなたのウェブサイトにあるものを理解し、正しく分類し、優れたユーザー体験を提供することで、ユーザーがウェブサイトを見つけられるようにすることがすべてなのです。検索エンジンは馬鹿ではありませんが、人間でもないので、少し助けが必要です。

　しかし、これは医師にとって何を意味するのでしょうか。

コンテンツは王様

　おそらく、私たちが医師に与えることができる最高のアドバイスは、最も可能性が高いブログやある種の「ニュースルーム」を通じて定期的にコンテンツを投稿し、ウェブサイト上でコンテンツを微調整することです。現代の SEO に関して言えば、コンテンツは王様であり、さまざまなトピックに関して情報の量が多く、キーワードが豊富なコンテンツを定期的に投稿することで、検索エンジン（または本物の人間）が、あなたが言うべきことに行き当たる可能性を高めることに勝る SEO 戦略はありません。

モバイルの問題

　昨年、Google は検索エンジンのアルゴリズムを再び更新し、「レスポンシブ」であるウェブサイト、またはモバイルデバイスでうまく機能しているウェブサイトに報酬を与えるようになりました。繰返しになりますが、これはユーザー体験の向上を目的としたもので、読みやすいフォントやコンテン

ツが使われていないウェブサイトや、モバイルデバイス向けに調整・最適化されていないウェブサイトはペナルティを受けることになります。

ウェブ上での自身の評判を知る

　SEMRush のような SEO ソフトウェアを利用することで、あなたのウェブサイトがさまざまな SEO 指標でどのように機能しているかを正確に把握することができます。他の指標よりも優れている指標はありません——あなたの医療機関のウェブサイトが、検索エンジンのランキングでどの程度の成績を収めているかを判断するために、すべての指標が連動しています。あなた自身の強みと弱み、そしてウェブサイトの評判を知ることで、SEO を改善し、より多くの患者を医療機関に引き寄せるための長い道のりを歩むことができます。

うまい話に聞こえる？　おそらくそうです

　SEO に関して言えば、特効薬は存在しないということを覚えておくことが重要です——人生のほとんどのことがそうであるように、あまりにもよいことのように聞こえる場合は、おそらくそうでしょう。インターネットは素晴らしい場所ですが、Google であなたを 1 位にしたり、一晩でトラフィックを 600% 増加させたりすることができると約束している人や会社でいっぱいです……。そして、それは本当ではありません。システムをゲームにする方法はありません。

　長い目で見れば、優れた SEO 戦略は投資です。SEO 戦略の投資に対する本当のリターンを見るには時間がかかります……しかし、それだけの価値があるのです。優れた SEO 戦略を実施したら、コンテンツに重点が置かれ、ユーザーと検索エンジンの両方が探しているものを見つけることで報酬を得ることができます。

　SEO は過度に複雑に見えるかもしれませんし、24 時間 365 日インターネットに囲まれて生活していなければ、簡単に迷ってしまいます。しかし、優れた SEO は、理解しにくいものではありません——ただ、投資に見合う

結果を得るためには、体系的で、よく考えられたアプローチ、努力、そして多くの忍耐が必要なのです。

よりよい SEO 対策のための 6 つの実践的な戦術

　誰かがあなたの市場で医者を検索したときに 1 位になりたいのであれば、いくつかの一般的な SEO のベストプラクティスを実践する必要があります。ここでは、あなたが始めるためのいくつかの実行可能な項目をご紹介します。

キーワード調査を行う

　何よりもまず、キーワード調査は優れた SEO 戦略の中で最も重要な部分です。89% の患者は、行動を起こす前にオンラインで医療機関の検索を開始すると推定されています……そこで、こうした機会を捉えるには、適切なキーワードが必要です。キーワードは単純なもののように思えるかもしれませんが、いくつかの言葉を投げかけるだけでは、それを切り取ることはできません。Google の検索結果で上位に表示されるためには、いくつかのキーワード調査を行う必要があります。

　キーワードの中には、他のキーワードよりも価値あるものもあります——過剰に使用されていて順位を付けるのが非常に難しいものもあれば、他のキーワードは超特化していて競合が少ないものもあります。理想的には、これらをミックスしたキーワードを選ぶとよいでしょう。明らかに「レーシック」では 100 万件の検索結果が出てきますが、それをキーワードとして除外すべきだという意味ではありません。

　「プロスポーツ選手のためのレーシック」のような、より具体的なロングテールのキーワードは競合する可能性が低いので、もしあなたの医療機関が対象としているターゲット層であれば、ぜひそれを含めてみてください。Google のキーワードプランナーや SEMRush のようなツールを活用して、特定のキーワードの競合と機会を判断することで、あなたの医療機関のウェブサイトに最適なキーワードを選択し、それらを活用する最大のチャンスを得ることができます。

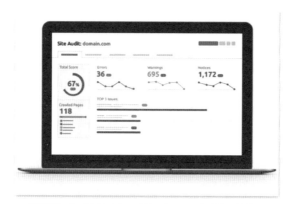

SEMRush のようなツールは、キーワード調査に役立つ

サイトマップがあることを確認する……
そして、それがリスト化されていることを確認する

　サイトマップというと、ウェブサイトのディレクトリのようなものを思い浮かべる人が多いと思います。そのとおりだと思います。見慣れたサイトマップと、SEO でランク付けされているサイトマップの違いは、そのフォーマットにあります。私たちが見慣れて、使い慣れている典型的なサイトマップは、ウェブサイト上のすべてのリンクのリストをもっていますが、Google は「XML サイトマップ」と呼ばれるものを使用しています。

　XML サイトマップとは、コンピュータが作成した文書で、Google に伝えるものです。

- ・どのページをインデックスするか。
- ・どのページが最も重要であるか（最初にインデックス化されるべきか）。
- ・コンテンツの変化の頻度（Google が頻繁に確認する理由を与える）はどうか。

　多くのサイトマップは、あなたのウェブサイトで使用されているコンテンツ管理システムによって動的に生成されます。しかし、サイトマップだけで

は十分ではありません――Google がサイトマップの場所を知っていること
を確認する必要があります。Google Search Console のようなツールを活
用することで、サイトマップの場所、変更頻度、クロールすべきページを
Google に確実に知らせることができます。これらはすべて、ウェブサイト
のランクを上げるための重要な要素です。

コンテンツを優先する

　Google にとって、定期的に更新されているサイトほど魅力的なものはあ
りません。つまり、コンテンツです。もしあなたの医療機関のウェブサイト
の一部としてブログがないのであれば、ブログの追加を強く検討する必要が
あります。一方、もしすでにあるのであれば、それを常に新鮮なものにして
おく必要があります。数ヶ月に一度のブログ記事やニュースを追加するだけ
では不十分です――実際、Google はそれを、ウェブサイトをそれほど頻繁
にチェックすべきではないというサインと見なしています。

　努力に対して最高の ROI を得るには、月に少なくとも 1〜2 件の投稿を上
げることを目標とした編集カレンダーを作成しましょう。スマートなキー
ワード計画と組み合わせることで、新しいコンテンツは、ウェブサイトへの
訪問者を増やすだけでなく、あなたのサイトがアクティブであり、より頻繁
にチェックする価値があることを Google に知らせることができます。より
多くの、定期的で、よりよいコンテンツは、より上位の検索結果を意味しま
す。

メタデータの問題

　メタデータとは、Google がページとコンテンツを適切にインデックスす
るために使用するウェブサイト内の特定の属性のことで、つまり、キーワー
ド、説明文、alt-image タグのことです。キーワードについてはすでに説明
しましたが、説明文も重要です。各ページのコンテンツの詳細な説明は、必
ずツイート長の文章で書くようにしましょう（ほとんどの検索エンジンでは
説明文は 160 文字までに制限されています）。

　あなたのホームページのためだけにキーワードと説明文を追加するだけで

は十分ではありません——サイトの各ページに関連するキーワードと説明文
をブログの記事にも必ず追加してください。このことは、当たり前のことの
ように聞こえますが、私たちが見ている医療機関のウェブサイトで、キー
ワードや説明文がまったくないものがいくつあるかに驚くでしょう。

　altタグと画像タイトルは、サイトに追加するもう１つの優れたメタデー
タです。元々は視覚障がい者のためのアクセシビリティを目的としたもので
すが、Googleやその他の検索エンジンでは、画像のタイトルとaltタグを
使用して、画像の内容をインデックスし、関連する検索結果に画像を表示し
ています。

　コンテンツ管理システムの中には、自動的に画像の名前を付与してくれる
ものもありますが、すべてのシステムでは、画像の名前を自分で変更するこ
とができます。考えてみてください——「55jgyad-43egsmg-9865fhsa.
jpg」というタイトルの画像は、説明的とはいえません。代わりに「白内障
手術-faq.jpg」を試してみてください——それで、Googleはあなたのこと
をとても気に入ってくれるでしょう。

ソーシャルメディアを無視しない

　私たちは、すべての医師がソーシャルメディアを利用するべきだと考えて
います。他の医師とつながったり、猫のGIFをツイートしたりできるよう
にするためだけではありません（批判しているわけではありません）。

　あなたのウェブサイトにリンクする、関連性のあるソーシャルメディアの
プロフィールをもつことは、SEOを向上させるための優れた戦略です（さ
らに、それは患者にあなたとつながるための別の方法を提供しているのです
——失うものはありますか）。ソーシャルメディアのプロフィールをもつこ
とで、Googleはあなたが本当のビジネス（実在の人物があなたにつながっ
ている）であることを理解し、それはFacebookやTwitterのようなより
「信頼できる」ウェブサイト上であなたのウェブサイトへのリンクを確立し
ます。

ローカル SEO を利用する

　ローカル SEO は、医療従事者が使える戦術の 1 つです。なぜなら、患者があなたを活用するためには、患者に来てもらわないといけないからです。

　ウェブサイトのキーワードとして、あなたがいる都市とその周辺地域を追加する必要があるだけでなく、医療機関が Google マイビジネスにリストされていることを確認してください。営業時間、連絡先情報、サービスをビジネスページに更新し、それがウェブサイトの情報を反映していることを確認してください——これは、ローカルの結果に表示される最良の方法です。

　Yelp、Facebook、Healthgrades や Vitals といった医師のレビューサイトのような、他のオンラインプロフィールを無視しないでください——それらはオンラインの信頼を確立するために重要であり、あなたの医療機関の SEO ランクに驚異的な効果を発揮するでしょう（これらのトピックについては、後の章で）。

———————————

　さて、一般的な SEO についての適切な概要がわかったところで、SEO の 2 つの主要な柱のうちの 1 つであるオンページ SEO について詳しく見ていきましょう。

8 オンページ SEO：ウェブサイトの最適化

　優れた検索エンジン最適化の最初の主要な柱は、オンページ SEO です。これは、Google の検索エンジンクローラーがサイトのコンテンツを適切にインデックス化し、最も関連性の高いコンテンツを迅速かつ正確に患者に表示するように、ウェブサイトを最適化する方法を指します。

　Forrester Reseach によると、消費者の大多数（54%）は、"眼科医ニューヨーク"といったキーワードを検索エンジンに入力してウェブサイトを探しています。あなたのウェブサイトが検索エンジンの検索結果で上位（できれば 1 ページ目）に表示されると、将来の患者があなたのウェブサイトを見つけてクリックしてくれる可能性が飛躍的に高まります。

　この目標を達成するためには、スマートなオンページ SEO 戦略を活用する必要があります。ウェブデザイナーにとっての課題は、それらのアルゴリズムが絶えず変化していることです。例えば、2017 年、Google はモバイル対応版をもっているウェブサイトに報酬を与えることを決定し、本質的にはそうでないウェブサイトを「降格」させることにしました。このアルゴリズム変更では、モバイル版がうまく機能しないと、検索エンジンの検索結果が下がってしまう可能性があります。検索エンジンのランキングで上位に留まるためには、利用可能なすべてのベストプラクティスのトップに留まることが必要であり、それはオンページ SEO から始まります。

ウェブサイトを更新し続ける必要がある理由

　Google は頻繁に更新されているウェブサイトを好みます。訪問者はまた、関連するニュース、ヒント、およびストーリーを見たいと思っています。あなたの最後の投稿が 3 年前のままであることを知った場合、人々は最新のニュースを他の場所で探すでしょう。

　昔の SEO の時代には、ドメインの年齢が高く評価されていました。ドメインが古いほど、上位にランクされる可能性が高くなります。しかし、最近

では、Google はコンテンツの質や関連性など、他の分野に焦点を移しています。ドメイン年齢は今でも重要な役割を果たしていますが、以前ほど重要ではありません。

　Google はウェブサイトをランク付けする際に多くの要素を使用します。「ドメインオーソリティ」は、バックリンクやページの読込み速度など、さまざまな要素に依存します。しかし、古いウェブサイトが新しいものよりも優れているのは、単にそれらが長く存在しているというだけではありません。より多くのコンテンツ、バックリンク、トラフィックをもっている傾向があるからです。

　今日、本当に重要なのは、外観、機能、関連性において「若い」ウェブサイトをもつことです。これは、ウェブサイトが常に更新され、新しいコンテンツが定期的に追加されていることを意味します。そして、ページにあるコンテンツを継続的に変更したり、毎日ブログを書いたりする必要はありませんが、少なくとも月に数回は新しいコンテンツを共有することで、SEO やオンラインの評判に驚くべき効果を発揮することができます。

視覚的に興味をもたせる

　今日の人々は、画像やビデオを含むさまざまな形式のコンテンツを吸収することを好みます。それは物事をミックスして、訪問者に素晴らしい文章のコンテンツと視覚的な刺激を与えるのに役立ちます。これを実現するためには、教育用ビデオ、多様な画像、没入型の映像体験など、さまざまな方法があります。

　テキストを分割して視覚的に興味深いものが何もないページからなるウェブサイトにアクセスすることを好む人はいません。結局のところ、私たちの脳は言葉を処理するよりも最大 400 倍も速く画像を処理しています。視覚的に興味深いコンテンツでウェブサイトを更新し続けることで、ユーザーの定着とエンゲージメントに驚異的な働きかけができます。

　平均的な患者は、ウェブサイトの次のページに移動することを決定する前に（または完全にサイトから離れることを決定する前に）、数秒間だけ、ウェブページに滞在します――これが、ウェブサイトの最適化、特に画像の最適

化が重要な理由です。

　このことは疑問を投げかけています。あなたのウェブサイトの画像は仕事をしていますか。

画像の読込みが速いことが望ましい

　画像がブラウザに読み込まれるまでに時間がかかる場合は、画像がウェブ用に最適化されていない可能性があります。画像はオンラインで公開する前に形式を合わせる必要があります。雑誌や印刷媒体では、高品質の画像を使用し、ファイルサイズもそれに応じて大きくしますが、ウェブ用の画像は少し縮小します。品質も依然として重要ではありますが、画像ファイル自体のサイズが重要な要素となります。

　標準的な高解像度画像のサイズが4〜5メガバイトだと、ウェブブラウザ上での読込みには（高速インターネット接続でも）果てしなく時間がかかります。モバイルデバイスを使用している場合は、この読込み時間はさらに長くなる可能性があり、ウェブサイトの訪問者の大多数があなたのサイトを完全に放棄する要因になります。5メガバイトの画像を200キロバイトに縮小しても、鮮明さを維持し、ピクセル化を抑えることは比較的簡単です。こうした画像はほぼ瞬時に読み込まれ、患者体験と検索エンジンの最適化の両方にメリットがあります。

画像にはタグを付ける必要がある

　画像を正しく拡大・縮小し、最適化し、アップロードしたら、画像に適切

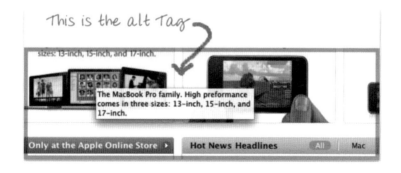

なタグを付けることも必要です。画像のタグ付けは、古いブラウザやアクセ
シビリティのベストプラクティスのためだけでなく、検索エンジンの最適化
のためにも行う必要があります。

　画像には「alt タグ」を追加する必要があります。alt タグは、アクセシビ
リティ機能がオンになっているユーザー（例えば、目の不自由なユーザー）
のために画像を簡単に説明しているため、アクセシビリティの重要なコン
ポーネントです。

　alt タグは、検索エンジンがウェブページのコンテンツをインデックスす
る際に使用するためにも重要です。Google などの検索エンジンは、画像の
内容を（まだ）正確に"見る"ことができないため、画像の内容を説明し、
適切にインデックスするために alt タグに頼っています。医療機関のウェブ
サイト全体で画像に正しい alt タグを付けることは、検索エンジンがより多
くの患者を惹きつけるのを助けることになり、医療機関に大きな利益をもた
らします。

画像は本物であるべき

　将来の患者は信頼性に反応します。つまり、ウェブサイトで使用する画像
は、あなたとあなたの医療機関を反映している必要があります。あなたの
ウェブサイトにこのような画像があるのであれば、それは間違いです。

　ストック画像を使用すると、ウェブサイト訪問者はそれに気づいてしまい
ます。他のウェブサイトで同じ画像を見た後にあなたのサイトに来たとき、

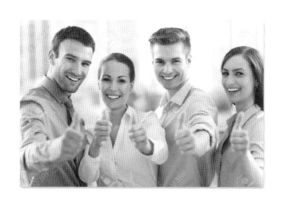

あなたが伝えようとしているメッセージを信頼することができず、希薄化されてしまいます。患者が考えることは、彼らが訪問した以前のサイトで同じ画像を見たということだけです。このことは、その医療機関がウェブサイト制作について熟慮していなかったという印象を与え、その医療機関にとってウェブサイトの質の高さや思慮深さは重要ではないという印象を与える可能性があります。

患者にとって信頼性は大きな要素であり、信頼できないウェブサイトはビジネスに悪影響を及ぼす可能性があります。消費者の 63% が、失望させられるブランドのコンテンツに出会ったことがあると答え、23% がその後、そのブランドのコンテンツとは二度と関わりたくないと答えています。適切なサイズ、タグ付け、本物の画像を利用することは、訪問者と検索エンジン双方において、ウェブサイトの評判を高めるのに大いに役立ちます。

オンラインでのウェブサイトの年齢

Google がウェブサイトをランク付けする際には、何百もの要素を含む独自の計算式を使用しています。これらの領域のいずれかを改善すると、ウェブサイトの価値が上がり、ランクが上がります。同じニッチにあり、同じコンテンツをもっていても、異なる時期に構築された 2 つのウェブサイトは、異なる順位になります。

ウェブサイトの文字どおりの年齢を知るには、記録を調べればよいだけです。ドメインが最初に登録された時期を覚えていない場合は、ドメインレジストラー、ウェブサイトホスティングプロバイダに確認するか、WHOIS サービスを利用してドメインの登録日を調べてください。

結局のところ、ウェブサイトが実際に何日、何ヶ月、何年経っているかはそれほど重要ではありません。訪問者や検索エンジンにより適した方法でリメイクするのが早すぎたり遅すぎたりすることは、決してありません。

重要なのは、時間をかけて頻繁かつ継続的なエンゲージメントを促進する価値あるユーザー体験を提供することです。最も成功しているウェブサイトは、レスポンスがよく、更新され、適応性があり、顧客と検索エンジン双方

のニーズに対応しています。

　あなたが医療機関のウェブサイトへのトラフィックを増やすことに真剣に取り組んでいるのであれば、彼らの経験に投資しており、新しいコンテンツ、研究、および快適な経験を通じて価値を提供したいとあなたが考えていることを、訪問者（および検索エンジン）に示すことが重要です。

―――――――――――

　ウェブサイトの更新、画像の最適化、適切なキーワードやメタデータの追加など、オンページ SEO のベストプラクティスはすべて優れた戦略の一部ですが、Google がウェブサイトをランク付けする方法に影響を与えるもう 1 つの大きな要因があります。それは、オフページ SEO です。

9　オフページ SEO

　前述したように、SEO の駆け引きは常に変化しています。以前は、ウェ
ブサイトを立ち上げて適切なコードを追加し、上位にランク付けすることは
比較的簡単でした。今日、SEO は Google が適切なインデックスを作成でき
るようにウェブサイトを最適化するだけでなく、リンクの構築、コンテンツ
マーケティング、ソーシャルメディアでの共有など、すべてを対象としてい
ます。総称して、これを**オフページ SEO** と呼んでいます——これは、ウェ
ブサイトから**離れた場所**で起こるアクティビティですが、特定のキーワード
やトピックのランク付けに影響を与えます。

　SEO は、適切に実装することがますます難しくなっているため、より多
くの患者をあなたの医療機関に引き寄せるための正しい戦略を知ることがよ
り重要になってきています。古い方法やスパム的な実践は機能しません——
正しい方法を知る必要があります。それは活動量ではなく、質なのです。

　より多くの患者をあなたの医療機関に惹きつけるためには、SEO ツール
と戦略を適切に組み合わせて利用する必要があります……そしてすべてはあ
なたの目標を定義することから始まります。SEO には 2 つの主要なアプロー
チがあり、それぞれにメリットがあります。私たちはそれらを、ショットガ
ンアプローチと**スナイパーライフルアプローチ**と呼んでいます。それぞれの
メリットを比較してみましょう。

ショットガンアプローチ

　オフページ SEO へのショットガンアプローチは、できるだけ多くのキー
ワードをランキングすることに他なりません。これには長い時間がかかる可
能性がありますが、時間とお金をかけてこのようなアプローチを構築するこ
とを厭わないのであれば、膨大な量のトラフィックと収益を実務にもたらす
強力なツールになる可能性があります。

　ただしこのアプローチは、軌道に乗るために多くの時間とお金を要します
——何年も何万ドルもかけることになります。このアプローチはまた、

Google のアルゴリズムの変更にかなり影響を受けやすいです——今までランキングしていたあるキーワードが突然 Google に落とされてしまうと、ビジネスに大きなダメージを与えてしまいます。

スナイパーライフルアプローチ

だからこそ、私たちはオフページ SEO のスナイパーライフルアプローチのほうがより好ましいと考えます。率直に言って、これは多くの医療機関により適しています。スナイパーライフルアプローチを SEO に使う際には、あなたのオーディエンスと彼らが求めているものを正にターゲットにしたキーワードを選択する必要があります。多くの人が検索する可能性のある一般的なキーワードとは異なり、ターゲットを絞ったキーワードは検索ボリュームが低いかもしれませんが、あなたを検索している類いの人に合います。

基本的には、あなたの医療機関が提供するものを正確に検索していると、あなたが確信をもっていえる人たちをターゲットにしています。私たちはこれらを「ロングテール」キーワードと呼んでいます。

簡単に言えば、ランクインする可能性の低い用語を何千人もの人に検索させるよりも、ランクインするとわかっている用語を数人の人に検索してもらうほうがずっとよいということです。このアプローチもまた、ランク付けにかなりの時間とリソースを必要としますが、本質的にはより戦略的です——だからこそ、SEO で新規の患者を集めるためには、多くの医療機関にとって最良の選択だと考えています。

スナイパーライフルアプローチを使用すると、あなたがターゲットをかなり絞っているので、Google のアルゴリズムの変更があなたのランキングに悪影響を与える可能性も非常に低いです。非常に具体的でターゲットを絞ったキーワードで、あなたが Google で 1 位になった場合、他の誰かがやって来て、あなたをノックすることはほとんどありません。

ターゲット市場を知る

　あなたほどあなたの市場を熟知している人はいません。あなたは、患者が
あなたの医療機関に入ってきたときのニーズ、懸念、質問を知っており、患
者の質問にどう答えるかを知っています。

　あなたが眼科医だとしましょう。あなたの医療機関はレーシックのみを専
門としているかもしれませんし、ありとあらゆるタイプの屈折矯正手術を提
供しているかもしれません。それはまったく重要ではありません──**重要な
のは、あなたが、ターゲットオーディエンスが求めているものを正確に理解
するために時間をかけ、彼らの注意を引くためのプランをもっていること**で
す。

　ターゲット市場を意識して始めることは、SEO 戦略を開発し、特定のキー
ワードに対するバックリンクを構築するための重要なステップです。現在の
患者に、どのようにしてあなたを見つけたのかを尋ねることを考えてみま
しょう。彼らがオンラインで情報を調べなければならなかったとしたら、**彼
らは何を検索したのでしょうか**。患者が話すことに驚くかもしれません。こ
の取組みは、あなたの医療機関のウェブサイトにターゲットを絞ったトラ
フィックを誘導するために使用できるロングテールキーワードのアイデアを
開発するのに役立ちます。

　検索に役立つツールがいくつかあります。Google のキーワードプランナー
は、その１つです──有料広告キャンペーンの計画のために設計されまし
たが、追加のキーワード候補を取得し、推定される月間検索ボリュームとそ
のキーワードの競合を確認するのに最適な方法です。Google のトレンドは、
検索エンジンの動向や特定のトピックへの関心を調査するためのもう１つ
の優れたツールです。

現在のトラフィックを把握する

　SEO を使って潜在的な患者をメッセージのターゲットにする方法を知る
には、現在の患者が自分のサイトで何をしているのかを理解する必要があり

ます。

　・どのページが最も注目を集めているか。
　・どのブログ記事があなたに多くのトラフィックをもたらしているか。
　・最もシェアされているのは何か。

　これらのことを知っていると、医療機関のウェブサイトに多くの患者を惹きつけるキーワードのリンクを構築する機会がある場所を確認するのに役立ちます。

　競合他者が何をしているのか、どんなキーワードで順位を付けようとしているのか、どんなサイトからリンクされているのかなど、競合他者の分析に役立つツールがオンラインには多数あります。マーケティングチームにこの種の調査活動を行う時間がない場合は、エージェンシーにこの調査を依頼することを検討してください。これは非常に貴重な投資です。

医療機関のウェブサイトの SEO 監査を実行する

　サードパーティプロバイダに現在の SEO 戦略を監査してもらうことは、ウェブサイト内外の改善の機会と領域を特定できるため、医療機関にとって有益なことでしょう。SEO 監査は、どの戦略がうまくいっているのか、どこにダブルダウンが必要なのかを発見するのにも役立ちます。キーワードやトピックに対するウェブサイトの検索エンジンの認知度、バックリンクの機会がどこにあるのか、市場の競争状況をより把握するのに役立ちます。

　また、SEO 戦略を実施していない場合でも、SEO 監査は、どこから始めればよいかを見つけるのに大いに役立ちます。

　無料の SEO 監査に興味がありますか。www.messenger.md/free-seo-audit をご覧ください。Google での上位ランキング、SEO の改善、より多くの患者へのアプローチ方法など、詳細なインサイトと実行可能なステップをご紹介します。

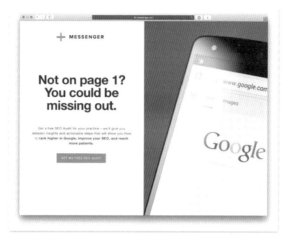

www.messenger.md/free-seo-audit で無料の SEO 監査を受ける

SEO についての注意点

　他のマーケティング戦略と同様に、SEO を実施する際には考慮すべきことが多々あります。あなたの医療機関で始めるにあたり、ここでは SEO に関して心に留めておくべきことをいくつかご紹介します。

SEO は長期的な投資である

　子供の頃、私はテレビの釣り番組を観るのが大好きでした——私はいつも、漁師が大物の魚を捕獲する素早さに驚いていました。しかし、大人になってからは、実際にはそうではないことを知りました。舞台裏では、カメラクルーは雨の中で何時間も待っていて、何百匹とはいわないまでも何十匹もの咬傷に耐えていました。忍耐が必要だったのです。

　SEO も同じです——成功する確率が他よりもはるかに高い戦略がある一方で、時間の代わりになるものはありません。有名な投資家ウォーレン・バフェット（Warren Buffet）がかつて言っていたように、「たとえあなたに非常に才能があり、可能な限りの努力をしたとしても、時間がかかることはあります。9 人の女性を妊娠させることで、1ヶ月で赤ちゃんが生まれるこ

とは期待できません。」

　SEO を長期的な投資として見ることが、最高の結果を生み出すでしょう。そのような事業の範囲と投資を正しく枠にはめてこそ、あなたが望む結果を得るために必要な忍耐力を採用することができます。

SEO は多くの作業を必要とする

　いくつかの重要な考慮事項を概説しましたが、より多くの患者をあなたの医療機関に引き寄せる SEO 戦略を成功させるためには、他にも多くの要素があります。SEO には多くの作業が必要で、気の弱い人には向いていません。しかし、正しく行えば、非常に有利な戦略になる可能性があります。

　もしあなたが SEO の旅に乗り出すつもりならば、それに応じてリソースを計画し、それにかかる時間と労力を過小評価しないでください。堅実な SEO は、その開発と維持に数ヶ月〜数年かかることもあります。

SEO にはドメインの専門知識が必要

　バックリンク、ドメインオーソリティ、Nofollow 属性、サイトマップ、Robots.txt（ロボッツテキスト）、ロングテールキーワードの生成、検索エンジンサブミッション、クロール率、これらは、SEO 戦略を成功させるために必要な多くの要素のほんの一部です。

　SEO は、24 時間年中無休で生活している世界ではないと、非常に混乱する可能性があります。この簡単な入門書が、優れた SEO 戦略の基本を理解するのに役立つことを願っていますが、もし少しでも迷ったら、専門家に任せることをお勧めします。

―――――――――

　今、私たちは有益な SEO の実践から、ウェブサイトの信頼を高める方法を簡単に見てきましたが、インターネット上であなたの評判を高めるために使用できる 2 つの他の影響力のあるツールに注目します。Google マイビジネスと患者のレビューです。

10　オンラインでの評判：
Google で自分のビジネスと患者のレビューを見る

　SEO に関して言えば、Google が王様です。確かに、他にも検索エンジン
はありますが、Google は検索エンジンのトラフィックの大部分を占めてい
ます。あなたが SEO でうまくランク付けしたいなら、彼らのルールでプレ
イしなければなりません。遊び心のある格言は痛いほど的を射ています。死
体を隠すのに最適な場所は Google の検索結果の 2 ページ目です。

　多くの患者が、連絡先や場所の情報など、診療所の情報を見つけるために
Google を使うようになってきています。一方で、患者が、医療機関につい
て他の患者が投稿したレビューを参考にすることも多くなっています。実際、
Google 上の医療機関のレビューは非常に影響力をもつようになってきてお
り、健全なレビューがあるかどうかで、検索エンジンが主要なトラフィック
ソースであるか、あるいはほとんど何もないかの違いがわかります。

　そのため、医師にとってレビューサイトの重要性が高まっています。Yelp
は、レストランやその他のビジネスでは人気です（完全に軽視すべきではあ
りません）が、よい結果を出したいのであれば、Google マイビジネスの情
報を最適化することがカギとなります。この章では、リスティング情報を最
適化する方法と、医療機関のオンライン評判の恩恵となるレビューを残すよ
う患者に勧める方法を示します。

Google のツールを使ってローカル SEO で勝つ方法

　Google は SEO の世界の王様なので、すべての情報が Google とそのツー
ル群で正しくインデックスされるようにすることが、その地域の SEO 対策
の第一歩となります。Google マイビジネスを利用することは、あなたの医
療機関が主要な検索ワードで競争力のある順位を得るための最高のチャンス
を獲得するためには当然のことですが、驚くべきことに、多くの医療機関で
は、Google マイビジネスのプロフィールが正確であるか、または患者に価

値を提供しているかを確認することは決してありません。多くの医療機関の
ようになりたくないのであれば、以下のヒントを参考にしてみてください。

情報の正確性を確認する

　ある企業をググっただけで、所在地を移転したり、プロフィールに不正確
な情報が掲載されたりしていることに気づくほど、最悪なことはありません。
医療機関の情報が最新であることの確認は、Googleマイビジネスが提供す
る強力なツールを活用するための最初のステップです。あなたが複数の医療
拠点をもっている場合、これは特に重要です。それだけでなく、多くのオン
ラインビジネスディレクトリが、独自のデータベースを作成するために
Googleマイビジネスのリストを"スクレイピング[17]"するので、あなたの情
報がGoogle上で不正確または古い場合、他の場所で情報を探している患者
は、結果として苦しむことになります。

Googleマイビジネスのプロフィールを使って、
質問への回答、最新情報の提供を行う

　Googleマイビジネスでは、患者がビジネスに関する質問をすることがで
きます。すべての患者があなたのウェブサイトのお問合せフォームをクリッ
クして質問するわけではありません——多くの人がGoogleマイビジネスを
よく利用します。このため、患者からの質問にGoogleでタイムリーに回答
することが、オンラインでの評判を維持するためのカギとなります。さらに、
こうした患者からの質問は公開されており、他の患者にも役立つことになり
うるため、その意味では、Googleマイビジネスにおけるあなたのプロフィー
ルは「クラウドソーシングされた」FAQのようなものになりえます。

アナリティクスのレビュー

　他の多くのレビューサイトとは異なり、Googleマイビジネスでは、あな

---

[17]　スクレイピング（scraping）：削り、こすり、ひっかき、削屑などの意味をもつ英単語。ITの分
野では、データの整形や抽出を行うデータスクレイピングを単にスクレイピングと言うことが多い。

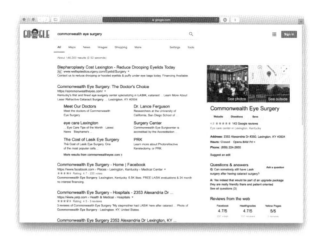

Commonwealth Eye Surgery の Google マイビジネスリスティング

たの写真やステータス、質問に対する回答のパフォーマンスを毎月更新する
ことができ、あなたの写真を閲覧している人、ウェブサイトをクリックして
いる人、質問をしている人、連絡先情報をクリックしている人などの数を確
認することができます。Google マイビジネスのリストは、オンラインで医
療機関を検索する際に多くの患者が最初に目にするものであるため、
Google マイビジネスの情報にどれだけの患者がアクセスしているかを知る
ことは、患者の関心を評価し、オンラインでの全体的な評判を高レベルで把
握するためのカギとなります。

患者レビューの管理

　Google マイビジネスの中で最も重要なのは、おそらくそのレビュー機能
でしょう。患者に医療機関での経験についてのレビューを投稿してもらうだ
けでなく、Google マイビジネスのレビューセクションで積極的に患者と関
わることで、あなたの医療機関がよい経験の提供に関心をもっていることを
他の患者に示すことができます。以下では、なぜ患者のレビューが重要なの
か、また、医療機関に利益をもたらすためにレビューを最大限に活用する方
法を検討します。

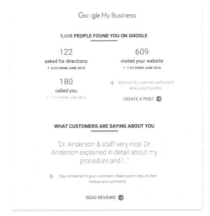

Google マイビジネスの月次分析メール例

なぜ患者レビューが重要なのか

　患者が医療機関での経験について正直なフィードバックや意見を残すことができるレビューサイトは数多くあります。Google マイビジネスは、検索エンジンが広く普及しているためにおそらく最も人気がありますが、Yelp、Healthgrades、Zocdoc のような他のサイトは、インターネット上で医療機関の評判を高める機会を提供しています。

　これらすべてのプラットフォームで正確な情報を得られるようにすることが、最初の一歩となります。内部的には、フォローアップの一環として、患者に体験談を残してもらうことを奨励してもよいでしょう。

　レビューの量は、ボトムラインの収益のための冗談ではありません。Zocdoc のデータによると、患者のレビューが最も多い医師の 25％ は、最も少ない医師の 25％ よりも 5 倍以上の予約を受けています。言い換えれば、より多くの評価を得ている医師は、患者にとってはるかに魅力的なのです。

　もちろん、サービスの質や医療機関に与えられる星の評価も重要です。Zocdoc は、医療機関の総合的な評価を星半分（例えば、3 つ星半から 4 つ星に）上げることで、平均的な医師が毎月の予約数を 37％ 増やすことに気づきました。

より多くの患者レビューを得る方法

　オンラインでの医療機関の評判を高めるために、より多くのレビューを取得したいのであれば、いくつかの方法があります。それぞれの方法について、ここで説明します。

さらにレビューが必要ですか？　質問してください！

　患者に、経験したことのレビューを残すことを検討するようにお願いすることは何の害もありませんが、患者からのあらゆるフィードバックに対処しなければなりません。オフィスで長い時間待たされたり、目に見えない何かを経験したりした場合、ネガティブなフィードバックを残してしまう可能性があります。患者にレビューを求めるときには、このことを念頭に置いてください。

　以前の患者にレビューを依頼する際には、正直に書いてもらいたいという事実を強調しましょう。患者は、医療機関の輝かしいレビューを書かなければならないというプレッシャーを感じるべきではありません——患者は尊重され、自分の経験についての正直なレビューを自由に書くべきです。単にオンラインで5つ星のレビューを得るだけではなく、あなたが本当に改善したいと思っていることを患者に伝えれば、患者はフィードバックを提供し、あなたにポジティブなレビューを提供してくれる可能性が高くなります。それは謙虚さと、他の誰にとってもできる限りよい経験にしようという意欲を示しています。レビューがあなたのビジネスにとって重要な部分である理由を患者に説明することは、長い道のりを歩むことになります。

レビューを収集することを日常の一部にする

　以前の患者に体験談のレビューを依頼できるだけでなく、現在の患者にも内部手続きの一環として、医療機関のレビューを書いてもらうようにインセンティブを与えることができます。これは、フォローアップメールのシーケンスを介して、またはそのようなレビューを書くためのリンクをもつ名刺、小さなパンフレット、チラシなどのマーケティンググッズを利用して、直接

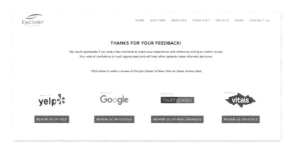

アイセンター・オブ・ニューヨークがもつ患者レビューを促すための優れたシステム

行うことができます。

　私たちのクライアントの 1 つであるアイセンター・オブ・ニューヨークは、この点で素晴らしい仕事をしました。それぞれの患者へのフォローアッププロセスの一環として、患者に簡単な体験調査（内部フィードバックのみに使用）に記入することを奨励しています。患者がポジティブな反応を示した場合、システムは患者にオンラインで自分の経験についての正直なレビューを書くように促します。その結果、アイセンター・オブ・ニューヨークでは、ウェブサイトや Google、Yelp、Healthgrades などの人気レビューサイトに 100 件以上の 5 つ星レビューが掲載されています。これは、医療機関を成長させ、より多くの患者を惹きつけることに役立つ社会的証明の強力な例です。

ネガティブなレビューとの付き合い方

　時に、患者は自分の経験に不満をもっていることがあります。それがサービスの悪さの結果であろうと、「休みの日」であろうと、あるいはあなたの最善の努力にも関わらず、ネガティブな経験をしようと決意しているように見える患者であろうと、悪いレビューは起こりえます。それらに効果的に対処する方法を知っておくことは、否定的に物事を見る人が何を言おうと、あなたが患者体験を大切にしていることを他の患者に示すためのカギとなります。

　どんなネガティブなレビューでも最初にとるべきステップは、**謝る**ことで

す。共感を実践し、そうした患者の思いがどこから来ているのかを理解しよ
うとすることは、単なるダメージコントロールではありません――フィード
バックを収集し、改善し、将来の患者がよりよい経験をできるようにするた
めの正直な試みです。

　ただし、謝るだけでは何の解決にもなりません。患者の経験に関する懸念
事項に対処することも、長い道のりになります。あなたが物事を正すことに
関心を抱いていることを患者に示すことは、患者の懸念を和らげるだけでな
く、よいレビューを書いている人だけでなく、レビューを読んでいる他の患
者に、あなたがすべての患者の経験と満足度を深く気にかけていることを示
すことにもなります。

　すべてのネガティブなレビューが、修正できない契約違反であるとは限り
ません。時には、単純なミスコミュニケーションが原因で、医師が手を差し
伸べ、共感を示し、すべての関係者の間で理解を求めたときに、患者がレ
ビューを修正もしくは更新することもあります。繰返しになりますが、理解
を求めて物事を正そうとすることは――あなたができるどんな方法であって
も――長い道のりを歩むことになります。

　重要なのは、不満をもっている患者と言い争わないことです。議論の余地
がある場合であっても、それはあなたの医療機関に対する反対を固めるだけ
でなく、彼らの不満をすべての人に伝えるためのメガホンを与えることにな
ります。

―――――――――

　ご覧のように、患者のレビューは重要です。患者のレビューは、医療機関
に大きな影響を与える――または傷つける――社会的証明となる強力なシグ
ナルです。あなたの評判をオンラインとオフラインの両方で繁栄させたい場
合は、患者のレビューに焦点を当てることがカギとなります。

　しかし、レビューは最終的な収益にとって重要ですが、この分野では他に
も重要な成功の要因があります。レビューは別として、どのようにしてより
多くの患者をあなたのウェブサイトに惹きつけることができますか。そして、
患者がそこに来たら、あなたが提供するいくつかの貴重な情報と引換えに、

どのようにして、彼らに情報を提供するようにインセンティブを与えること
ができますか。

　次の章では、将来の患者との間で信頼関係を築き、最終的に予約を増やす
ために利用できる最も強力なツールの1つであるリードマグネットについ
て説明します。

Part **III**

インターネット上の
あらゆる場所で
患者を巻き込む

11　リードマグネットを使用した患者導線の構築

　あなたの医療機関を繁栄させたいのであれば、新しいリード[18]であなたのパイプラインを継続的に満たす必要があります。患者のリードはどんな医療機関でも成長のカギとなりますが、必ずしも簡単に手に入るものではありません。眼科医のような一部の専門医の場合は、その専門的な処置を行わない他の医師の紹介ネットワークを利用することで達成できます。ただし、他の医師の場合は、共同管理が最も効果的な戦略では可能性があります。

　患者のリードを得るための別の効果的な方法は、以前の患者からのクチコミ紹介ですが、それが唯一の方法ではありません。満足した患者からのクチコミ紹介は、長い道のりであり、患者の間でのあなたの全体的な評判には非常に重要ですが、患者のリードの強固なパイプラインを作成したい場合は、ツールと戦術を組み合わせることであなたのリードを多様化する必要があります。

　あなたの利点にインターネットの力を活用したい場合は、新しいリードを惹きつけるのに役立つデジタルツールを実装する必要があります。この章では、そのための最良の戦略のいくつかを紹介します。これには、他のものよりも優れたもの、つまりリードマグネットが含まれます。

リードマグネットとは

「リードマグネット」は、情報の小片（通常は名前と電子メールアドレス）と引換えに無料の情報を患者に提供するオファーです。リードマグネットは、患者が抱いている疑問に答えたり、特定の医療処置、状態、または2つの類似した製品の提供の間の比較について調査することでそれらを支援したり

18　リードとは、英語の「lead（導く）」を由来とし、マーケティング用語としては「利益につながる要素」もしくは「見込み顧客」を意味する。

します。ここでは、医師のためのリードマグネットになりうるコンテンツの例をいくつか紹介します。

- 無料レポート——レーシックと PRK：どちらが自分に合っているか
- 無料ダウンロード——小児科医に尋ねるべき５つの質問
- チェックリスト——関節の健康を改善するための最良のデイリーサプリメント
- 無料ガイド——親が白内障手術を受ける時期を知る方法

　リードマグネットは、無料ガイド、チェックリスト、ブログ投稿、リソースリスト、ダウンロード、「ロックされた」コンテンツなどを含むさまざまなカタチで採取することがあります。重要なのは、**患者がすぐに反応を引き起こすような信じられないほどの価値**を、患者に提供することです。患者は、自分の情報を送信することで、メーリングリストに追加され、再度あなたから連絡が来ることを理解しており、彼らが受け取っている価値のために、これは受け入れ可能な交換です。

　リードマグネットの価値の一部は、それが他の誰からでも的確なリードを自動的に選別することです。ほんの数秒とほんの少しの情報だけをかけるこ

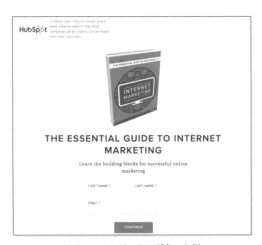

Hubspot のリードマグネット例

とになりますが、これらは、あなたのサービスにまったく興味をもっていない患者がそのようなオファーを受けるのを防ぐのに十分です。その結果、あなたのリードマグネットにぴったりはまる患者が興味をもっており、「ファネル（漏斗）の真ん中」に配置されうることを知ります（これについては後で詳しく説明します）。

なぜリードマグネットが重要なのか？

　リードマグネットは、患者の同意を得て患者から情報を取得する、オンラインマーケティング戦略の重要な一部です。リードマグネットのオファーを受ける行為は、医療機関がその時点で患者についてもっている情報と、長期にわたって継続できる関係を確立します。

　ここでの目標は、スパム的であったり、四六時中、電子メールで患者を困らせたりすることではありません。むしろ、電子メールを使って患者を教育し、より多くの価値を提供し、うまくいけば将来的に収益に転換することができる関係を構築したいと考えています。いくつかの例では、リードマグネットのオファーに応答する患者は、「リピート顧客」になるか、彼らがもっていた素晴らしい経験が基となって友人を医療機関に紹介することによって、それらを収益に転換するため、複数の機会を医療機関に与えてくれるかもしれません。冷ややかな電子メールや有料広告とは異なり、リードマグネットは、あなたが提供しているものにほぼ確実に興味をもっている患者に働きかけます。その結果、訪問者を利益を生む患者に変える機会は、リードジェネレーションの他の形態と比べてはるかに高くなります。

しかし、メールは死んでいるのでは？

　もし仮に、あなたがデジタルマーケティングをフォローしているとしたら、おそらく電子メールの「死」を人々が宣言するのを聞いたことがあるでしょう。それでも、電子メールは私たちのデジタル生活の中核となるコミュニケーションプラットフォームとしての役割を果たし続けています。2014 年

から 2018 年の間に、世界中で存在するメールアカウント数は 41 億 1,000 万件から 52 億 3,000 万件に増加すると予想されています。1 年間で 1,000 億以上のメールが毎日送受信されています。

　さらに、電子メールには驚くべき ROI があります。デジタルマーケター協会の最近の調査によると、電子メールは、ビジネスで使われた 1 ドルごとに平均 43 ドルの収益を生み出していることがわかりました。電子メールはスパム行為や迷惑メールだけで構成されているわけではありません。電子メールはビジネスを行っている企業とのコミュニケーションの中で最も好む方法であると、米国の消費者の 72% が答えています。

　私たちの受信トレイは急速にいっぱいになるかもしれませんが、電子メールは死んでいるわけではありません。大多数の消費者は、メールに関連性があり、ビジネスが価値を提供している限り、関心のある企業からのメールを受け取りたいと考えています。

　医師が強力かつ効果的な方法で電子メールを活用するための大きなチャンスがそこにはあります。あなたがすべきことは、適切な戦略を練り上げ、価値を提供することだけです……そしてそれは、あなたの患者がセールスファネルのどこにいるかを理解することから始まります。

全能のセールスファネル

　おそらく、これまでに「セールスファネル」という言葉を聞いたことがあるかと思います。これはいったい何でしょうか。セールスファネルとは、将来の患者（あるいは他の消費者）がリサーチをしてから熱心な顧客になるまでのプロセスのことです。

　セールスファネルには、リサーチ（トップ・オブ・ファネルと呼んでいるもの）、インタレスト（ミドル・オブ・ファネル）、購買意欲（ボトム・オブ・ファネル）という 3 つの主要ステージがあります。一部のマーケティング担当者は、ファネルのさまざまなステージを説明するために異なる用語を使用することがありますが、一般的に、セールスまたはマーケティングファネルは、これら 3 つのカテゴリーに分類されます。

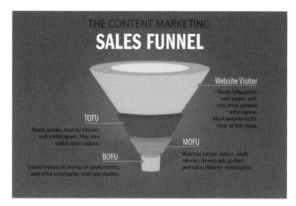

セールスファネルの例

　これまで見てきたように、患者があなたを信頼し、あなたが提供するもの
に興味をもつようになるには、あなたのブランドとのいくつかの「タッチポ
イント」が必要です（研究によって、「7」がマジックナンバーであること
が示されています）。よって、あなたが提供するものに繰り返し触れること
がカギとなります。スマートなセールスファネルを作成し、それぞれの患者
がどのステージにいるのかを理解することで、患者を直接ターゲットにした
メッセージを作成することができます。関連性のあるメッセージとそれを繰
り返し公開することで信頼を築き、潜在的な患者をあなたの医療機関の収益
に転換するのに役立ちます。

トップ・オブ・ファネル（TOFU）

　患者がトップ・オブ・ファネルのステージにいるとき、患者はただ探り
回っているだけです。さまざまなプロバイダを調べたり、病状や処置に関す
る質問に答えようとしていたりするのかもしれません。TOFU にいる患者
の第一印象は重要です。これらの潜在的な患者を将来の収益に変えたいので
あれば、最初から信頼関係を構築していく必要があります。優れたウェブサ
イトのデザインは、患者が調べている質問に答えるリードマグネットと相
まって、競合相手よりも先にあなたを導くことにあります。TOFU にいる
患者の目標は、自分の心を読んで、「ああ、なんてことだ、それはまさに私

が探していたものだ！」と彼らに思わせるリードマグネットを提供すること
です。これができれば、あなたは彼らを真の患者——あなたの医療機関の収
益に転換することが順調に進んでいきます。

ミドル・オブ・ファネル（MOFU）

　ミドル・オブ・ファネルの患者は、調査を終えて一歩踏み出し、あなたの
医療機関にいくらか関心を示していますが、まだ完全にはコミットしていな
い可能性があります。こうした患者は、あなたのウェブサイトのいくつかの
ページをクリックしたり、お問合せフォームに記入したり、特定の条件や手
順に関心を示すリードマグネットをダウンロードしたりした可能性が高いで
す。MOFU にいる患者はまだ育成が必要です——あなたはまだ予約のリク
エストを受けていません——しかし、彼らはあなたのウェブサイトにアクセ
スして 1 分間滞在し、その後、Facebook のスクロールに戻るアベレージ・
ジョー[19] よりも興味をもっています。こうした患者に価値を提供することが
重要なのです——あなたのリードマグネットを使って、彼らに信じられない
ほどの量の情報と価値を提供します。これらの患者をボトム・オブ・ファネ
ルに到達させるために必要なことは何でもしてください。それが収益の源泉
だからです。

ボトム・オブ・ファネル（BOFU）

　患者がボトム・オブ・ファネルのステージに到達したとき、彼らが特定の
処置を受ける資格があり、彼らの病状を改善するためにあなたを調査してい
るという明確な意思を示していることがわかります。BOFU にいる患者は、
治療の選択肢を決定するのに役立つオンラインのセルフテストに記入してい
るかもしれません（これはあなたが推測したとおりです——これは別のリー
ドマグネットです）。または、おそらく彼らはすでに初診の予約をスケジュー
ルしているかもしれません。ボトム・オブ・ファネルはお金がどこにあるか

19　直訳すると「平均的なジョー」。実際には、その人の名前がジョーかどうかは関係なく、「どこ
にでもいる普通の米国人男性」という意味。ちなみに、その女性版は "plain Jane（プレーン・
ジェーン）"、「普通のジェーン」のこと。

です——これらの患者は、次のステップに移り、個人的にあなたに会うのに
十分なほどあなたを信頼しています。このステージでは関係は非常にしっか
り築けていますが、旅はまだ終わっていません——これからは、あなたは対
面での経験に焦点を当て、プロセスのすべてのステップでそれらに価値を提
供する必要があります。

効果的なリードマグネットを作成する方法

　医療機関のリードジェネレーションの取組みのための効果的なリードマグ
ネットを作るためには、心に留めておくべきことがいくつかあります。いう
までもなく、患者に信じられないほどの価値を提供したいとあなたは思って
います——患者が提供する個人情報（彼らの名前とメールアドレス）の価値
に見合った価値です。あなたのリードマグネットが何であるかを正確に確立
したら（例えば、レーシックと PRK の違いについての無料レポート）、あな
たにしてもらいたいことが２つあります。

電子メールマーケティングプロバイダを選択する

　もし、あなたがまだメールマガジンなどのメールマーケティングを配信す
るためのメールマーケティングプロバイダ（EMP）をもっていないのであ
れば、今すぐ入手してください。優れたメールマーケティングプロバイダは、
購読者の行動に基づいてリストをセグメントすることができ、（最も重要な
こととして）自動化された方法でメールシーケンスを配信することができる
ようになります。このサービスは、通常のメールサービスプロバイダ
（Google の G Suite など）と同じではないことに注意することが重要です
——メールマーケティングプロバイダは独自のものであり、日常のメールと
は異なる目的を果たしています。もしあなたが EMP の調査に行き詰まって
いるのであれば、私たちのお奨めのメールマーケティングプロバイダとして、
MailChimp と ActiveCampaign があります。Google をすばやく検索して
も、よい結果が得られるはずです。

電子メール自動化キャンペーンを設定する

使用するリードマグネットごとに異なる自動化シーケンスをもっている必要があります。自動化シーケンスは、患者があなたのウェブサイトでダウンロードしたリードマグネットに応じて、それぞれの患者にメッセージを仕立てるための好機です。新規患者が玄関を入る前に、関係を築き、価値を提供し、信頼を構築するチャンスです！

例えば、あなたが新しいリードを送る最初のメールには、オファーそのもの（彼らがダウンロードするためにサインアップしたもの）が含まれます。また、"なぜレーシックに興味があるのですか"など、彼らの状況に関する質問が含まれている場合もあります。潜在的な患者とコミュニケーションをとる際には、HIPAA の規定を念頭に置き、電子メールで医療上のアドバイスをしたり、特定の条件について質問したりすることは常に避けてください。質問は一般的で気軽なものにしておきましょう――ここでの目的は、会話を始め、関係を育むことです。

後続のメールでは、他の質問をしたり、以前のメールに対する患者の反応に応じて、より多くのリソースを提供したり、自己検査を受けることを提案したり、予約を依頼したりすることができます。これらのメールを数日かけて"滴つ"ことで、患者との関係を、時間をかけて深めていくことができます。これにより、患者があなたの医療機関のドアから入ったときには、すでに"予習"ができ、何を期待するかを知っていて、よい経験をする可能性が高くなるのです。

電子メール自動化シーケンスを使用する主な利点は、あなたの医療機関にとって、維持のための時間がかからないことです――これは"設定したら、すぐに使える"システムです。あなたがこれらのリードマグネットへのトラフィックを促進し、サイト上に配置されたマグネットで信じられないほどの価値を提供している限り、患者はゆっくりとぽつぽつ来るでしょう。あなたが時間をかけてリソースとリードマグネットのライブラリを構築する場合は、患者のリードの強力なパイプラインをもつまで、あなたが惹きつける患者の数はゆっくりと増えていきます。

複数のリードマグネットを活用する

　私たちが見てきた中で最も効果的な方法は、さまざまなトピックを調査している患者だけでなく、さまざまなオーディエンスに対応するために、さまざまなリードマグネットを組み合わせて利用していることです。これまでのように、患者がセールスファネルのどこにいるのかを理解することがカギとなります。

　将来の患者に価値を提供するために1つのリードマグネットだけに限定してはいません——限界はありません！　患者がプロバイダやその選択肢を調べる際に価値を提供してくれるリソースをできるだけ多く考えるようにしましょう。もしあなたが、患者の旅を支援するリソースを作ることができるのであれば、**絶対にそうすべきです**——たいていの場合、あなたが提供すべき情報のためには、患者は喜んで自分のメールアドレスを交換します。

　例えば、さまざまな手順、さまざまな地域、またはさまざまな人口統計や患者の種類を対象とするさまざまなリードマグネットをもつことができます。もちろん、これらのリードマグネットを、あなたのウェブサイトの周りに配置することができますが、患者との関係を始めるにあたって、個々のリードマグネットを宣伝する広告キャンペーンを作成することもできます。

———————————

　ここまで、私たちはウェブサイト上で行われるリードジェネレーションツールを検討してきました。ここからは、患者とつながり、ウェブサイトの外でオーディエンスを構築するための優れた方法であるソーシャルメディアに着目します。私たちの社会の至る所にあるものの、残念ながら多くの医師は、医療機関のオンライン評判を向上させ、ウェブ上の他の場所で新規患者とつながるためにソーシャルメディアを効果的に使用する方法を知りません——私たちが社交的になるときなのです。

12　医師のためのソーシャルメディア

ソーシャルメディアに関する最大の嘘

　事実をあるがままに見てみましょう。ソーシャルメディアは医療界の多く
を混乱させています。一見、認めるのは恥ずかしいことのように思えるかも
しれませんが、実際はそうではありません。多くの医師がFacebookや
Twitterのような人気のあるソーシャルメディアサイトに個人のプロフィー
ルを載せていますが、これらのチャネルを医療機関や臨床の仕事に統合する
方法をまだ見つけられていません。

　では、ソーシャルメディアに関する最大の嘘は何でしょうか。**それは重要
ではないということです。**

　何らかの理由で、医師は、ソーシャルメディアは自分たちの医療機関には
関係ないと考えるように騙されています。これは、彼らが他の人が試して失
敗するのを見てきたからかもしれません。または、HIPAAコンプライアン
スへの恐怖が常に存在するためかもしれません。ソーシャルメディアのチャ
ネルを成功させるのにどれだけの時間が必要かを理解していないか、どこか
ら手を付けていいかわからないからなのかもしれません。

　理由が何であれ、医療業界にとってソーシャルメディアは重要ではないと
いうのは大嘘であり……、私たちはそれと戦いたいと思っています。

ソーシャルメディアの３つの有用性

　ソーシャルメディアは、さまざまな理由で医師にとって有用です。その中
でも最も重要なものは次の３つです。

ソーシャルメディアは、あなたの幅を広げ、新規患者を引き込むのに役立つ

　Googleや他の大手検索エンジンは、通常のウェブサイトよりも
FacebookやTwitterのようなソーシャルメディアのプロフィールを強調表

示することがよくあります。よって、アクティブなソーシャルメディアチャネルをもつことは、ウェブサイトだけでなく、オンラインでのリーチを拡大する優れた方法なのです。また、ウェブサイト上にソーシャルメディアチャネルへのリンクや、その逆（クロスリンク）をもつことは、SEO にとって恩恵であり、あなたのウェブサイトやソーシャルメディアのプロフィール、またはその両方が発見される可能性を高めることになります。

ソーシャルメディアは、潜在的な患者との関わりに役立つ

確かに、多くの患者が医師とオンラインでやり取りしていないように見えるかもしれません——そして、大多数はそうではないかもしれません。しかし、心配する必要はありません。特に、あなたのウェブサイトがそれほど見えていないのであれば、ソーシャルメディアチャネルは、潜在的な患者が連絡を取ったり、予約を取ったり、あなたの医療機関についてもっと知るための優れた方法なのです。

ソーシャルメディアは、他の医師とコミュニケーションをとり、業界のニュースやイベントについての最新情報を入手するための優れたツールである

私たちの経験から、これは医師が最も理解する傾向のあるソーシャルメディアの要素です。患者はソーシャルメディアを使ってあなたやあなたの医療機関を発見し、関与してくるかもしれません。これが、医師がソーシャルメディアを利用するべき第一の理由です。周辺地域や世界中の他の医師をフォローすることは、新しい才能を発見し、業界の出来事についての最新情報を入手し、医師間のコラボレーションを促進するための優れた方法となります。

ソーシャルメディアは万人向けではないかもしれませんが、重要ではないというのは絶対的な嘘です。医師がソーシャルメディアツールに手を出してみて初めて、こうしたプラットフォームがオンラインでの発見、つながり、コラボレーションにとってどれほど重要なのかを知ることができるのです。

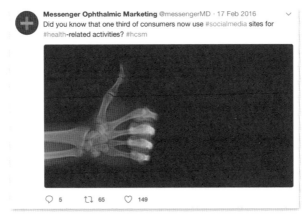

現在、消費者の 3 分の 1 が健康関連の活動のために
ソーシャルメディアを利用している

ソーシャルメディアに関する 5 つの一般的な神話

　事実をあるがままに見てみましょう。ビジネスのための 1 つのツールと
してのソーシャルメディアは今も存在しています。Facebook、Twitter、
LinkedIn、または他の多くのプラットフォームを利用するかどうかに関わ
らず、ソーシャルメディアが医師に患者とつながり、関わるべく与えてくれ
る機会は驚くべきものです。

　しかし、多くの医師はソーシャルメディアをツールとして活用し、ソー
シャルメディアが提供するすべてのものを利用することに警戒心を抱いてい
ます。以下に、人々がソーシャルメディアについて信じているいくつかの一
般的な神話と、それに対する私たちの対応を紹介します。

神話 1：ソーシャルメディアはミレニアル世代にぴったり

　確かに、ソーシャルメディアはミレニアル世代[20]（18〜34 歳）の間で非
常に人気があるかもしれませんが、彼らのためだけのツールではありません。
実際、25〜34 歳の年齢層が Facebook で最も人気があります（ユーザー

---

[20]　1980 年代から 2000 年代初頭までに生まれた人を指すことが多い。

ベースの 29.7％を占める）が、それより上の世代がソーシャルメディアプ
ラットフォームをますます利用し始めています。

　ミレニアル世代は確かに「デジタルネイティブ[21]」です（多くの人はイン
ターネットやデジタルツール以前の時代を思い出すのは難しいでしょう）が、
それより上の世代（俗にいう「デジタル移民[22]」）は日常生活の一部として
ソーシャルツールを受け入れています。

神話2：ソーシャルメディアには投資のリターンがない

　神話2は投資に関するものであり、特にソーシャルメディアには投資に
対するリターンがないというものです。しかし実際には、その逆のことがよ
くあります。ソーシャルメディアの ROI は非常に高いです……何を測定し
ているのかを知る必要があります。

　ソーシャルメディアの ROI というと、フォロワー数、ページの「いい
ね！」数、直近の週のリツイート数などが主要な指標だと考えられていて、
多くのユーザーが混乱しています。しかし、これらはスタートアップ・コ
ミュニティが「バニティメトリクス（虚栄の指標）」と呼んでいるものであ
り、気分はよいかもしれませんが、実際には何の意味もありません。

　ソーシャルメディアについて覚えておくべき重要なことはリーチです——
そしてリーチとは投資に対するリターンを意味しますが、時に見えづらいこ
とがあります。

　直近の週のリツイート数が思ったほど多くなかったからといって、あなた
の努力が無駄だったということにはなりません。そのツイートを書き上げる
のにどれくらい時間がかかりましたか。30秒くらいでしょうか。Twitter の
インサイトに目を向ければ、おそらく、お気に入り、リツイート、およびメ
ンションを通じて、あなたは数千人（または、あなたのフォローによっては

---

[21]　生まれた時からインターネットが身近にある世代。おおむね 1990 年以降に生まれた人をこう
呼ぶことが多い。「ツール」としてでなく「ライフライン」としてインターネットに接するこの世
代は、コミュニケーションの方法やモノの買い方・使い方がそれまでの世代と異なっているといわ
れる。
[22]　人生の途中で IT が生活に取り入れられた世代を、デジタルイミグラント、つまりデジタル移民
と呼ぶ。

それ以上）のリーチがあったことがわかるでしょう。

　ソーシャルメディア広告にお金を費やしている場合でも、単にオーガニッククリーチ[23] の後に行っている場合でも、1人の新規患者があなたの医療機関を訪問したり、1人の新しい医師があなたをフォローし、あなたが言わなければならないことを気に入ってくれたりした場合でも、それは投資に対するリターンだということを覚えておくことが重要です。それは大規模な新規契約、何百人もの新規患者があなたの医療機関を訪問すること、あるいは査読付きジャーナルへの掲載でしょうか。いいえ……しかし、それはあなたへのリーチを増やしており、それはあなたが知ることができる以上に重要です。

神話3：健康に関しては誰もソーシャルメディアには目を向けない

　神話3は、健康に関してはソーシャルメディアに誰も目を向けないと信じられていることで、それゆえ、そこに医師が存在することが無意味とされているのです。1つは、各ソーシャルネットワークがどのオーディエンスを対象としているかの細部にこだわることもできますが、ここでは統計に語ってもらいましょう。

- ・18歳から24歳は、健康関連の議論にソーシャルメディアを使用する可能性が45歳から54歳の2倍以上ある。
- ・医療従事者の31%は、専門家のネットワーク作りのためにソーシャルメディアを利用している。
- ・41%の人が、ソーシャルメディアは特定の医師、病院、医療施設の選択に影響を与えると答えた。
- ・医師の60%は、ソーシャルメディアが患者に提供するケアの質を向上させると述べている。
- ・消費者の40%以上が、ソーシャルメディアを介して見つけた情報が、

23　Facebook などのソーシャルネットワーキングサービス（SNS）で、投稿がタイムラインに表示される状態を「リーチ」と呼び、リーチ数が多ければ多いほど多くのユーザーに投稿が見られていると判断できる。オーガニックリーチとは、リーチのうち有料広告によるリーチを除外した、ニュースフィードやタイムラインなどにおける「自然な」投稿閲覧を表す指標。

自身の健康への対処の役割を果たしていると答えている。
- ソーシャルメディアユーザーの60％が、他のどのグループよりも医師によるソーシャルメディアの投稿を信頼していると答えている。
- 消費者のヘルスケアに関する意見や行動に関する最大かつ最新の世論調査である、National Research Corporation の Ticker 調査によると、米国人の5人に1人がソーシャルメディアサイトをヘルスケア情報のソースとして利用している。
- 消費者の3分の1は現在、健康関連の活動のためにソーシャルメディアサイトを利用している。
- 消費者の73％は、予約や質問などのソーシャルメディアベースのツールを歓迎している。

神話4：ソーシャルメディアは時間の浪費である

この神話は、ソーシャルメディアが時間の無駄であると主張するもので、ROIの神話を呼び起こしています。Messenger 社としては、ソーシャルメディアは信じられないほどの資産になりうると信じています……しかし、それはすべて、あなたがそれをどのように使用するかにかかっています。

あなたが GIF や猫の動画でいっぱいの無限のニュースフィードをスクロールするためにソーシャルメディアに目を向けている場合は、そうです、ソーシャルメディアはあなたにとって時間の無駄であり、医療機関とは希薄になる可能性があります。しかし、適切なメッセージ、適切なフォローを慎重に思慮深く作成し、教え、インスピレーションを与え、その分野のオピニオンリーダーとしての地位を築き上げるための有益な情報を提供し、それに携わっていれば、ソーシャルメディアは時間の無駄ではありません。

ソーシャルメディアでの時間は、目的を念頭に置いて過ごさなければなりません。これは、今日、ほとんどの人が忘れていることです——ソーシャルメディアは、気晴らし、逃避、その日の次のことを待っていて、退屈していると見られたくないときに携帯電話でする（それを認めることは大丈夫です——私たちは時々それを行います）何かになっています。

しかし、意図的にソーシャルメディアに費やす時間は、医療機関がもつ最

大の資産の1つになりえます。ソーシャルメディアはエンゲージメントを
高め、オピニオンリーダーとしての地位を確立し、つながりと教育に役立ち、
最終的にはウェブサイトや対面での訪問数を増やすことにつながります。
ソーシャルメディア上のようにつながりが豊富であれば、可能性は無限大で
す。

神話5：言うことは何もない

　5番目であり最後の神話は、私たちの多くが経験したことがあるものです。
何も言うことがないときに、なぜインターネットに目を向けるのでしょうか。
何も言うことがないという見通しは、特にソーシャルメディア上のフォロ
ワーを増やす（そして維持する）ために時間と投資が必要な場合には、非常
に困難なものです。

　実は、あなたは何か言いたいことがあるはずです。

　でも、それは何ですか。何を投稿しますか。アイデアが尽きたら。そして、
アイデアはあっても、私が言わなければならないことを誰も好まない場合は
どうなりますか。それは問題ではありません――とにかく始めてください。
それは文字どおり、あなたの声を広める唯一の方法です。あなたは、言うべ
きことを何ももっていないように感じるかもしれませんが、そうではありま
せん。あなたはまだ自分の声を見つけていないだけなのです。

　手始めに、あなたが知っていることから始めましょう。あなたが医学の特
定の分野を専門としている場合は、それについて人々を教育し始めましょう。
情報を提供し、価値を提供し、インスピレーションを与え、フォロワーとつ
ながり、ソーシャルメディアを、あなたをフォローする人にとって貴重なリ
ソースにしましょう（それによって彼らはあなたを愛するでしょう）。

　時間が経つにつれて、あなたの声は広がっていきます。あなたは何を投稿
するのが好きなのか、何を読んだり見たりするのが好きなのか、誰と最も関
わりをもっているのか、そしてソーシャルメディアを可能な限り最高のリ
ソースにするためにどのように仕立てることができるのかを発見し始めるで
しょう――あなたとフォロワーの双方にとって。

医師のためのソーシャルメディアで
「やるべきこと」と「やってはいけないこと」

　ソーシャルメディアは信じられないほど強力なツールですが、医療現場で
活用するとなると、一定のルールが適用されます。ここでは、医師として
ソーシャルメディアをうまく活用するためのベストプラクティスをいくつか
紹介します。

複数のプラットフォームに対応する

　異なるオーディエンスは異なるプラットフォーム上にいるため、最も人気
のあるもの（Facebook、Twitter、LinkedIn、Medium など）にアクティ
ブなプロフィールをもつことで、より多くの人にリーチし、さまざまな種類
のコンテンツを投稿する機会を得ることができます。

患者との関わりをもつ――患者のことを考える！

　それはソーシャルメディアの厳しい真実です。誰もあなたのことを気にし
ていません――人は自分のことを気にしています。特に医師として、あなた
に関するすべてについて作ったとしても、多くの人があなたをフォローした
り、あなたのブランドに関与したりすることはありません。患者と関わりを
もち、質問を投げかけ、面白いことや感動的なことを投稿しましょう。しか
し、それだけではありません！

教育を行い、価値を提供する

　教育や興味深いコンテンツを通じて価値を提供すれば、患者や業界関係者
は、ソーシャルメディア上であなたをフォローし、あなたと関わりをもつ可
能性が高くなります。彼らの訪問頻度は低いため、患者はソーシャルメディ
アで医師をフォローすることはほとんどありません……あなたがそれを価値
あるものにしない限り。興味深い話、写真、事実、ニュースを投稿すること
で、新しい人々がオンラインであなたの医療機関に関わりをもつ可能性を高
めることができます。

活動的な状態を維持し、頻繁に投稿する

　３年間（もしくは、はっきり言うと３ヶ月間）利用されていないビジネスのソーシャルメディアのプロフィールほど悪いものはありません。もしあなたがソーシャルメディアを利用しようとしているのであれば（そうする必要がある場合）、コミットメントを必要とします──頻繁に投稿し（Twitterの場合は毎日、ブログの場合は毎週、Facebook の場合は少なくとも週１回、など）、言わなければならないことに興味をもってもらう必要があります。休眠アカウントは何もよいことはありませんので、歩調を合わせていくようにしましょう！

ソーシャルメディア上で提供されるものは
すべて医療的なアドバイスではないことを十分に明確にする

　免責事項は、どの医師にとってもソーシャルメディアのプロフィールの重要な部分です。オンラインで提供されるツイート、投稿、およびその他のコンテンツは医学的なアドバイスではないことをフォロワーに明確に伝え、彼らが医療的治療を求めている場合は、訪問するよう患者に勧めます。

医学的なアドバイスを投稿しない

　HIPAA の規制に違反してトラブルに巻き込まれたくないでしょう。よって、医療アドバイスをオンラインで決して投稿しないことが最善の策です。教育は構いませんが、医療専門家と患者との間の対面のやり取りに取って代わるものは何もありませんし、ソーシャルメディアが、すぐに、正確な診断のための手段になるとは思えません。潜在的な HIPAA 違反の頭痛の種を解消し、オンラインでアドバイスを提供しないでください。

過剰な投稿はしない

　ソーシャルメディアへの積極的なエンゲージメントは確かによいことですが、重要なのは、投稿しすぎないことです。投稿の頻度など、ソーシャルメディアへの投稿にはいくつかの不文律があります。一般的なガイドラインと

しては、ツイートは１日３回まで、Facebook の投稿は１日２回（週７日）、
LinkedIn の投稿は週に３回までで、ただし平日のみとなっています。

医師がソーシャルメディアを効果的に活用する方法

　最近ではほとんどの人が、複数のソーシャルメディアのウェブサイトにプ
ロフィールを載せているようですが、医療従事者がソーシャルメディア上で
プロフェッショナルとしての存在感を示すべきかどうかについては、多くの
議論があります。ソーシャルメディアは必ずしもすべての医師に適している
わけではありません。ここでは、精通した医師がソーシャルメディアを活用
して彼らのオンラインプレゼンスを高めるのに役立つヒントをいくつか紹介
します。

最も人気のあるプラットフォームに参加する

　日々、多くのソーシャルメディアプラットフォームが登場していますが、
医師がソーシャルメディアを最大限に活用するためには、最も人気のある
（そして最も関連性のある）プラットフォームにいることが重要です。この
ことは、多くの医師にとって、Facebook、Twitter、LinkedIn でのプレゼ
ンスをもつことを意味しますが、共有する興味深い画像をもつ医師の中には、
Pinterest 上にいることで利益を得ることができる人もいるかもしれません。
Google+[24] も選択肢の１つですが、エンゲージメントはそれほど高くないで
しょう。

ソーシャルメディアをウェブサイトにリンクする……そしてその逆も

　ソーシャルメディアの世界では、検証がカギとなります。患者は、あなた
があなたの言うとおりの人物であることを知りたいと思っているので、ソー
シャルメディアアカウントをあなたのウェブサイトにリンクさせること、そ

---

[24]　かつて Google が運営していた SNS である。2019 年 4 月 2 日に個人向けサービスが終了して
いる。

してその逆も非常に重要です。そうすることで、信頼性を構築し、それぞれのタッチポイントを最大限に活用することができます——ある患者がFacebook アカウントを偶然見つけ、結果としてウェブサイトにアクセスしたり、その逆の場合があります。

Google はソーシャルメディアアカウントの検索順位を上げる傾向があり、各アカウントからのリンクを多くもつことで検索結果の上位に押し上げることができるため、ソーシャルメディアをウェブサイトにリンクすることで、SEO 対策にも役立つ可能性があります。

患者との関わり

確かに、一部の患者はニュースや更新情報、興味深い事実などのためにあなたをフォローしますが、ソーシャルメディア上のすべてのフォローの中心にあるのは、つながり、関与したいという欲求です。新規の患者がFacebook であなたのページに「いいね！」をしたとき、Twitter であなたをフォローしたとき、彼らと関わりをもち、感謝の気持ちを伝えましょう。小さな個人的な触れ合いは長い道のりを歩むことになり、本物のエンゲージメントのたびに、フォロワーはあなたのブランドとのより強いつながりを築くことになります。

価値を提供し、教育を行う——ただ単にエンゲージメントを求めるのではなく

医師にとってソーシャルメディアは、教育し、インスピレーションを与え、価値を提供するための信じられないほど便利なツールです。ソーシャルメディアを利用する際に覚えておくべき最も重要なことは、ソーシャルメディア上のあなたのファンやフォロワーは、あなたに興味をもっているのではなく……彼らは自分自身のことを考えているということです。

あなたが価値を提供する必要があるあらゆる機会は、興味深い事実、感動的なストーリーや証言、またはあなたの医療機関に関連した畏敬の念を抱かせるような写真を投稿することを意味するかどうかに関わらず、非常に大きなチャンスです——そして、非常に多くの医師がそれを逃しています。

あらゆる場面で価値を提供することで、ファンやフォロワーの関心を自分

のものよりも優先させておくことが、ソーシャルメディア上での強い存在感、そして最終的にはより強いブランドを構築する方法なのです。

異なるプラットフォームに異なるタイプのコンテンツを投稿し、患者に複数の方法での接続を促す

　それぞれのソーシャルメディアプラットフォームは、異なるタイプのコンテンツを提供するように作られています。Facebook はより長いストーリーやビデオ、Twitter は短い更新情報や写真、LinkedIn は専門的な更新情報やニュースアイテム用です。これらの異なるプラットフォームに合わせてコンテンツを仕立てることで、次の3つのことが実現されます。

1. フォロワーはソーシャルメディアのそれぞれの形式から期待するものを得ることができる。
2. 患者は複数のチャネルであなたをフォローすることを勧められる。
3. 新規患者とつながる機会を増やすことができる（すべての人がすべてのソーシャルメディアプラットフォームに参加しているわけではないので）。

投稿するもの

　「私は医者ですが、自分の医療実践を活かすために、インターネットをどのように使っていけばいいのか少し迷っています。自分のウェブサイトやソーシャルメディアへの投資を最大限に活用するためには、どのような種類のコンテンツをオンラインで投稿すればいいのでしょうか。」

　もしあなたが自分自身に（または他の人に）この質問をしたことがあるなら、あなた1人ではないので安心してください。私たちはいつもこのような質問を受けます――そしてそれは医師からだけではありません。ウェブサイト、ブログ、ソーシャルメディアのチャネルに何を掲載すべきか迷っているなら、ここに初心者のためのアイデアがあります。

教育コンテンツ

- ・さまざまな病気や疾患について
- ・これらの病気を治療するためのさまざまな処置について
- ・手術について人々が抱くよくある誤解（さらに重要なことは、手術について何が真実なのか）
- ・医療従事者や専門分野について人々が抱く一般的な誤解

舞台裏コンテンツ

- ・あなたとあなたの医療機関の他の医師についての伝記的内容
- ・オフィススタッフに関する楽しい出来事
- ・オフィスの舞台裏
- ・"院外"コンテンツ——患者に「自分も患者と同じ普通の人間だ」と思い出させてあげよう！

プロモーションコンテンツ

- ・プロモーションビデオ（ある場合）
- ・あなたのウェブサイトへの素早く便利なリンク
- ・あなたの医療機関が実践しているプロモーション、割引、オファー
- ・Twitterでのオンライン豆知識とアンケート

他人のコンテンツを共有する

　さらに、自身のコンテンツを投稿するだけでなく、他人のコンテンツを共有することも忘れないようにしましょう。さまざまなソースからのコンテンツを共有することは、フォロワーと、オリジナルの著者とそのフォロワーの間のエンゲージメントを高めるための貴重な戦術です。

　オンラインでコンテンツを投稿するためのヒントをご紹介します。

- ・さまざまなコンテンツを共有しましょう。私たちは皆、自分の投稿を

「自動化」している Twitter アカウントを見たことがあります……同じ写真を何度も何度も何度も繰り返し投稿しているだけです。彼らのようにならないように、スパイスを効かせてみましょう。さまざまな方法で患者と関わるために、さまざまなタイプのコンテンツをミックスしてみてください。

・オーディエンスのことを忘れないでください。あなたの投稿で他の医師をターゲットにするのであれば、もう少し技術的な内容でもよいのですが……、主なオーディエンスがあなたのサービスに興味をもっている潜在的な患者であれば、投稿するコンテンツは誰もがアクセスできるようにしておきましょう。

・Buffer のようなサービスを利用して、あなたの活動を困難ではないものにしましょう。Buffer はアナリティクスを利用して、コンテンツを投稿する最適な時間帯を選択し、より高いエンゲージメントの変化をもたらしてくれます。複数のソーシャルメディアアカウントを接続して、ツイートや投稿などのスケジュールを立てることができるので、自分のペースで投稿することができ、常にソーシャルメディアをチェックする必要はありません。

・何よりも、価値を提供することに焦点を当てます。あなたが常に価値を提供し……、そしてそのリターンをほとんど求めなければ、非常に熱心なフォロワーと最高のビジネスリーダーが、ソーシャルメディアからのみ生まれるでしょう。（ニュースレターの購読やウェブサイトへのリンクをクリックするといった）何かを見返りとしてフォロワーに求めることができるときが来るでしょう。しかし、それを追い求めないでください ——価値を提供することだけに集中してください。

ソーシャルメディアに投稿するのに最適なタイミング

うまくいけば、あなたのブランドを成長させ、メッセージを広め、新規の患者を医療機関に惹きつけるためのソーシャルメディアの力を今、認識していることでしょう。しかし、医師にとってソーシャルメディアマーケティン

グは難しいものです。コンテンツを作成し、それが“適切だと感じる”とき
に投稿するだけでは十分ではありません。

　では、ソーシャルメディアに投稿するのに最適なタイミングはいつでしょ
うか。

　残念ながら、完璧な答えはありません。患者は、さまざまな時間に（そし
てさまざまな理由で）さまざまなプラットフォームを閲覧します。投稿のタ
イミングが適切かどうかは、利用しているプラットフォーム、送りたいメッ
セージ、ターゲット層がどのようにプラットフォームを利用してあなたのよ
うなブランドとエンゲージメントするか、その他のマーケティング目標に
よって異なります。

医師のためのソーシャルメディア

　医師がソーシャルメディアについて最初に知っておくべきことは、ソー
シャルメディアは単なるソーシャルではないということです。実際、
Facebook、LinkedIn、Twitter のユーザーの大多数は、企業やその企業が
提供する製品やサービスに関する情報を見つけるためにこれらのサイトを利
用しています。例えば、Facebook の 11.3 億人のアクティブなデイリーユー
ザーの 73% が「仕事上の目的」で利用しており、Twitter ユーザーの 63%
がソーシャル以外のニュースやイベントを見つけるためにそのプラット
フォームを利用していると答えています。

　製造業、SaaS（software as a service）、コンサルティング、そして医療
など、さまざまなビジネスのマーケティング担当者は、企業を成長させるた
めにソーシャルメディアをますます取り入れています。例えば、Hubspot
の最近の調査では、マーケティング担当者の 66% が週に 6 時間ほどソー
シャルメディアに時間を費やすことで、自社のビジネスのリードが大幅に増
加したと回答し、90% がソーシャルメディアを使用することで、自社のビ
ジネスの露出度と認知度が向上したと答えています。

　したがって、問題は、ソーシャルメディアを利用してビジネスを成長させ
ることができるかどうかではなく、どのようにしてビジネスを成長させるこ

とができるかということです。

ある小児科医がソーシャルメディアで新規患者を見つけた方法

　小児科医のナターシャ・バーガート（Natasha Burgert）博士が
Facebook ページと Twitter アカウントを立ち上げたとき、彼女の目的は、
ミズーリ州カンザスシティの医療機関で既存の患者を助けるために、関連す
る健康情報を共有することだけでした。彼女はすぐに、彼女のソーシャルメ
ディアへの投稿が補助的な利益、すなわち新規患者をもたらしていることを
学びました。

　今日、ヒトパピローマウイルス（HPV）の予防や予防接種の役割などに
ついてのブログを投稿しているバーガート博士は、Twitter のフォロワー数
が約 8,000 人、彼女の医療機関のフェイスブックページには 1,400 人以上
の「いいね！」を集めています。彼女は次のように説明しています。

　「私はソーシャルメディアを使って健康情報を共有しています。私の目標
は、カンザスシティの子供たちが健康に関する適切な意思決定をするのを支
援することです。その結果として、地域の患者や家族は私たちがここで何を
しているのかにとても興味をもってくれていると思いますし、ソーシャルメ
ディアでの取組みのおかげで、新規患者も確実に来てくれています。」

ソーシャルメディアで新規患者を獲得する方法：
新規患者を惹きつける 4 つの戦略

　医療機関はそれぞれに異なりますが、すべての医療機関には新規患者を惹
きつけるための常識的な関与規則があります。ここでは、医療機関に新規患
者を惹きつけるための 4 つの戦略をご紹介します。

目標を明確に打ち出している

　ソーシャルメディアで何を達成したいのかを決めることから始めなければ
なりません。あなたは新規患者を惹きつけたいのか、それともあなたの目標
は厳密に教育的なものなのか。患者をターゲットにしたいのであれば、誰を

ターゲットにしますか。レーシック市場をターゲットにしているのですか、白内障や屈折矯正手術を得意としているのですか。目標によって、投稿するコンテンツの種類や、投稿の中の行動を呼びかける内容が決まります。

コンテンツを最新かつ関連性のあるものにする

　投稿する内容は、患者中心の視点を想定する必要があります。現在の患者の主な悩みや疑問は何ですか。わからない場合は、時間をかけて聞いてみて、それらのトピックについてのブログをソーシャルメディアに投稿してください。

　また、Facebook の Audience Insights のようなソーシャルメディアツールを使用して、あらゆるターゲットオーディエンスから最もよく聞かれる質問を特定することもできます。それらの質問に答えて信頼性を確立し、あなたのウェブサイトへのリンクを提供することができます。

　最後に、もしまだであれば、専門機関や他の業界の出版物からのプレスリリースをスキャンして、自分の分野の最新動向を把握しておくとよいでしょう。

あなたの投稿をポジティブでプロフェッショナルなものに保つ

　口下手になったり、おしゃべりになったりしてはいけません——将来の患者は、あなたの能力に確信をもちたいと思っているのですから。たまに軽い気持ちでいることは何も悪いことではありませんが、一般的には、プロフェッショナルとしての口調と執拗にポジティブな態度を保つべきです。

　患者を教育し、途方もない価値を提供しようとすることは、最も重要なことです。あなたが非公式な方法でこれを行う場合は問題ありません（誰も退屈な人を好きではありません）。でも、覚えておいてください。あなたには専門家としての評判があり、患者は外科医としてのあなたを非常に信頼しています……よって、医療機関のソーシャルメディアは、正にあなたのように、ポジティブでプロフェッショナルなままであることを忘れないでください。

責任ある行動をとる

　ソーシャルメディアサイトの訪問者は、こうしたプラットフォームを利用して会話を開始します。つまり、あなたが投稿したコンテンツが質問を生み、時には苦情を生むということです。実際、Twitter で苦情を上げた患者の約72％が、１時間以内に会社から応答があることを期待しています。

　ソーシャルメディアのページを毎日確認するようにしてください。患者や将来の患者から質問があった場合は、迅速に、簡潔に、そしてきちんと答えましょう。患者が苦情を上げてきたら、彼らの懸念を真摯に受け止め、専門的に対応しましょう。

　ソーシャルメディアは、あなたの能力と権威を示すように、それらの新規患者を見つけ、影響を与える機会を提供しています。あなたの重要な目標を明確にし、関連性のあるコンテンツで教育し、質問や懸念事項に対応することで、あなたの能力に対する信頼を築き、新規で忠実な患者を計り知れないほど獲得することができます。

医療現場の成長に役立つ５つのソーシャルメディアのベストプラクティス

　正直に言いましょう。ソーシャルメディアに夢中になるのは簡単です。私たちは誰もが一度はやったことがあります。あなたがしたいのはアップデートを投稿することだけです……しかし、気がついたらメッセージが来ていた！なんてことはありませんか。あっ、通知が来た！　見て！　誰かが面白いことをシェアしてくれた！と思ったことはありませんか。

　あっという間に１時間が過ぎてしまい、時間がどこに行ってしまったのか気になりますよね。

　ソーシャルメディアで時間を浪費するようなことになりたくないのであれば、投資に対して最高の ROI を得て、ソーシャルメディアを使って医療機関を成長させたいと考えているなら、いくつかのベストプラクティスがあります。

優先順位を付ける

　ソーシャルメディアをあなたとあなたの医療機関のための効果的なツールにするためには、時間をどのように使うかだけでなく、どこに使うかを知っておく必要があります。FacebookとTwitterは、通常、医師が患者や他の業界のインフルエンサーと同様につながるための最良のソーシャルメディアプラットフォームです。

　優先順位を付けるということは、時間をどこに費やすかを選ぶだけではありません——それぞれのプラットフォームで何を言うのかを把握する必要があります。あなたの医療機関の価値観やメッセージと一致していないコンテンツを投稿すると、あなたのブランドが著しく損なわれる可能性があります。ソーシャルメディアのプロフィールは、ウェブサイトと同様にあなたのブランドの一部であることを忘れないでください——そこで、一貫性のあるメッセージを維持し、リーチしようとしているそれぞれのオーディエンスに対してのメッセージに優先順位を付けましょう。

前もって計画し、スケジュールを立てる

　どんなビジネスでも、自身のそれまでの経験だけで成功したものはありません。もしあなたが成長したいのであれば、あなたが見たい成長を達成するための計画が必要になります。だからといって、物事が常に計画どおりに進むという意味ではありません。成長計画がなければ、戦略が達成している成果を測定することはできません。あなたの医療機関のためにマーケティングの目標を設定するのと同じように、ソーシャルメディアのエンゲージメントの目標も設定する必要があります。

　計画と同じくらい重要なのは、前もって計画を立てることです。ソーシャルメディアに関連して、Bufferのような投稿スケジューリングツールを活用することは、時間を管理して最大限の利益を得るために非常に有用な方法です。

積極的に関与する

　ソーシャルメディアからのポジティブなROIの獲得は、オズの魔法使い[25]
のように、カーテンの陰に隠れているだけでは起こりません。最高の結果を
得るためには、それぞれのプラットフォームでオーディエンスと関わりをも
つ必要があります。

　メッセージやコメントを待つだけではなく――潜在的な患者からの質問に
答えたり、ユーザーのコメント（賞賛と批判の両方）に反応したり、関連性
のあるコンテンツを投稿したりすることで、患者があなたの医療機関を見つ
け、彼らの貴重な「フォロー」を得ることができます。

絶え間なく関与する

　ビジネスのソーシャルメディアのページに出くわして、それが３年間に
利用されていないことに気づくほど悪いことはありません。実際、こうした
ことが、ソーシャルメディアが企業にとって利益ではなく阻害要因となる一
番の理由です。

　人間は習慣の生き物であり、ある程度一貫性や規則性を好みます。頑張り
すぎず、ユーザーとの関わりを大切にし、頻繁かつ一貫性のある投稿をする
ことを恐れないでください。

　一貫性とは、定期的に投稿することだけではありません――適切なタイプ
のコンテンツを投稿することでもあります（これは上記のベストプラクティ
ス「優先順位をつける」に戻ります）。ブランドから外れている、または思
いつきに見えるコンテンツを投稿しないでください――ファンのタイムライ
ンに本当に価値を与えるといえるものがない場合は、何も言わないでくださ
い。

---

[25]　プロトタイプを、プログラミングにより実現する代わりに人間が操作して、いかにもコンピュー
タが行っているようにシュミュレーションしてみせるプロトタイピングの手法

結果を分析する

　ソーシャルメディアを効果的なツールにするためには、投稿したものに対して、ユーザーがどのように反応しているかを知る必要があります。ソーシャルメディアプラットフォームが提供する分析ツールを活用することは、ユーザーが何を気に入っているのか、どのようなコンテンツがうまくいっていないのか、また、オーディエンスに合わせてメッセージを改善したり、調整したりする方法など、ユーザーをよりよく理解するためのよい方法です。

　ソーシャルメディアの巨人はあなたに対してその ROI を証明したいので、ソーシャルメディア上で広告を出す場合、さらに強力なツールをすぐに手に入れることができます。どの広告が無視されているか、どの広告が炎上しているかを知ることができます。どの曜日があなたのコンテンツに最も人気があるかを把握できます。あなたのオーディエンスが最も興味をもっているコンテンツは何かを深く掘り下げてみましょう。そして、この情報をすべて取り入れて、あなたのコンテンツを正確にトラフィック、関心、活動を生み出すものに変えましょう。

───────────────

　結局のところ、ソーシャルメディアは、医療機関にとって効果的なオンラインプレゼンスのほんの一部にすぎません。本書を通して見てきたように、新規患者を惹きつける効果的なオンライン戦略を構築するためには、多くの要素があります。適切に設計されたウェブサイト、コンテンツマーケティング、ソーシャルメディア、リードマグネット、効果的な患者コミュニケーション、SEO など。

　効果的なオンラインマーケティングのための各要素を採り入れるには、かなりの時間と投資が必要です。ただし、これらの各領域に慎重に投資することで、あなたの医療機関を成長させ、今後何年にもわたって、よりよい患者体験を提供することができるはずです。

あ と が き

実践する：学んだことをどのように使うか

　患者にとっての選択肢の数は増加傾向にあり、結局のところ、患者体験が、新たな経済状況の中で医療機関がどれだけ成功するかを決定する要因となることが多いのです。（すべては素晴らしい患者体験を最終目標とすることを念頭に置いて）デジタルマーケティングをうまく行うことは、医療機関の成功のカギとなる要素です。デジタルマーケティングと患者体験を正しく行えば、結果は後から付いてきます。

　この本がお役に立てば幸いです。デジタルマーケティングを最大限に効果的にする方法について、いくつかのアイデアと指針が得られたことを願っています。しかし、これだけの情報量では圧倒されてしまうこともありますし、デジタルマーケティングのニュアンスに精通していないと、かなり混乱してしまうこともあります。そこで、支援するためにこのガイドを作成しました。

90 日間のデジタルマーケティング・アクションプラン

　この知識を活用してデジタルマーケティングを改善するための実行可能なステップへと発展させるために、私たちは、これまで学んだことをあなたの医療機関に適用するための「90 日間のデジタルマーケティング・アクションプラン」を作成しました。このアクションプランは、ご自身で作成することもできますし、医療機関のウェブサイトやマーケティングの責任者に渡しても構いません。誰が作業を行うかに関わらず、ウェブサイトとデジタルマーケティング、そして最終的には患者体験を次のレベルに引き上げるための探求にお役に立てることを願っています。

アクションプランにアクセスするには、www.messenger.md/action-plan
をご覧ください。

デジタルマーケティングの改善方法について、個別にご提案させていただ
きますので、下記までお問い合わせください。
www.messenger.md/contact-us

Messenger 社についてのクライアントの声

「私たちは、ウェブサイトを再設計する能力がほとんどなかったときに、Messenger 社に連絡を取りました。より多くの人々がプロジェクトに関わるようになったとき、Messenger 社のチームは、他の人々の意見を尊重しながら、プロジェクトを緊急に進めていくという素晴らしいリーダーシップを発揮してくれました。彼らは非常に順応性が高く、短期間で劇的に改善されたウェブサイトの存在感を得るための素晴らしいアイデアをもっていました。私は彼らのチームを強く推薦し、今後のプロジェクトで彼らと一緒に仕事をすることを楽しみにしています。」

—— David Franco

Visiometrics 社、コマーシャルオペレーション担当副社長

「Messenger 社は、当社のウェブサイトの開発と維持において、素晴らしいパートナーとなってくれました。レイアウトやデザインからホスティング、アップデートに至るまで、彼らは有能で、反応がよく、プロフェッショナルであり続けています。」

—— Daniel Chang、MD

創設者兼メディカルディレクター、エンパイアアイ＆レーザーセンター

「私たちは、新しいウェブサイトの開発において Messenger 社が提供してくれた高いレベルのサービスとプロ意識に非常に満足しています。彼らは細部にまで気を配り、優れたソリューションを提供し、素晴らしい創造性をもって私たちのニーズに十二分に応えてくれました。当社にとって非常に効率的で効果的な経験であり、彼らのサービスを強くお勧めします。」

—— Joe Wakil、MD

FGH バイオテック

———————————

「Messenger 社と協力して私たちのビデオの声をキャプチャできて、とても嬉しかったです。私たちはビデオ撮影に立ち会うことはできませんでしたが、プロセス全体を通して、非常に迅速に対応してくれ、有益でした──私たちがうまく対応できていると確信しました。さらに、当社の専門家は、カメラの前にいるときに見せてくれたプロ意識とガイダンスに感謝しています。ありがとうございました！」

—— Stefanie Henning

パラゴン・バイオテック、マーケティング・ディレクター

———————————

「Messenger 社は、当社のメッセージを見事に取り入れ、特定の顧客グループにターゲットを絞った新しいウェブサイトをデザインしてくれました。ページの構築と機能の追加のスピードは素晴らしかった。私たちが望んでいた変更はほとんどすべて、その日のうちに対応してくれました！　最終的な製品にこれ以上の満足はありません。今後も Messenger 社と連携して維持していきたいと考えています。」

—— Noam Rosenthal

Visiometrics 社、プロダクトマネージャー

———————————

「……私が経験した中で最高のプロフェッショナルなやり取りの 1 つです。あらゆる潜在的なクライアントにも Messenger 社を強くお勧めします。」

—— Gary Wörtz、MD

オメガ眼科白内障・屈折矯正外科医、コモンウェルス眼科外科医、

チーフメディカルオフィサー

チャットしましょう

　私たち Messenger 社は、全米有数の医師や医療技術企業の数社と協力して、彼らのブランドを洗練させ、オンラインマーケティングを介して医療機関を成長させてきたことを非常に誇りに思っています——また、新しいクライアントとの長期的な関係を築くことを常に目指しています。

　もし、あなたの医療機関のマーケティング要素についてサポートが必要な場合は、遠慮なく連絡してください！　私たちはあなたと一緒に仕事をしたいと思っています。

　あなたの医療機関がデジタルマーケティングをどのように改善できるかに関しての個別のご提案については、次のアドレスまでお問い合わせください。
　www.messenger.md/contact-us

索　引

訳者略歴

飯塚 重善（いいづか しげよし）

1990年静岡大学理学部数学科卒業。同年、日本電信電話株式会社入社。
2009年4月より神奈川大学経営学部 准教授。
2019年7月より横浜市立大学先端医科学研究センター客員准教授を兼務。
コミュニケーションデザインによる健康・医療への貢献を目指す取り組みをおこなっている。
博士（情報学）。特定非営利活動法人 人間中心設計推進機構（HCD-Net）理事。認定人間中心設計専門家。

患者は今、あなたを見ている
―― なぜ、認知度、患者体験（PX）、デジタルマーケティングが
　　医療機関の発展のカギを握っているのか？――

2021年5月25日初版発行

訳　者　飯　塚　重　善

発行所　神奈川大学出版会
　　　　〒221-8686
　　　　神奈川県横浜市神奈川区六角橋3-27-1
　　　　電話（045）481-5661

発売所　丸善出版株式会社
　　　　〒101-0051
　　　　東京都千代田区神田神保町2-17
　　　　電話（03）3512-3256
　　　　https://www.maruzen-publising.co.jp/

編集・制作協力　丸善雄松堂株式会社

組版／株式会社明昌堂
印刷・製本／大日本印刷株式会社
ISBN978-4-906279-21-0 C0034